弘扬中华传统医学

决生死秘要

JUE SHENG SI MI YAO

【周信有

王道坤 尹婉如

白冬月 编著】

甘肃科学技术出版社

图书在版编目(CIP)数据

决生死秘要 / 周信有等编著. -- 兰州 : 甘肃科学技术出版社, 2008.3 (2021.8重印)
ISBN 978-7-5424-1140-2

Ⅰ.决… Ⅱ.周… Ⅲ.险症－中医治疗法 Ⅳ.R242

中国版本图书馆CIP数据核字(2007)第197608号

决生死秘要

周信有　王道坤　尹婉如　向冬月　编著

责任编辑　陈学祥
装帧设计　陈妮娜

出　版　甘肃科学技术出版社
社　址　兰州市读者大道568号　730030
网　址　www.gskejipress.com
电　话　0931-8125103(编辑部)　0931-8773237(发行部)
京东官方旗舰店　https://mall.jd.com/index-655807.html

发　行　甘肃科学技术出版社　　印　刷　三河市华东印刷有限公司
开　本　850毫米×1168毫米 1/32　印　张　8.25　字　数　207千
版　次　2008年4月第1版
印　次　2021年8月第2次印刷
印　数　5001~5750
书　号　ISBN 978-7-5424-1140-2　定　价　48.00元

图书若有破损、缺页可随时与本社联系:0931-8773237
本书所有内容经作者同意授权,并许可使用
未经同意,不得以任何形式复制转载

序

　　医者不贵于能愈病，而贵于能愈疑难重症，起死回生，转危为安。斯足为之良医，而可以当性命之任矣。故当患病濒临危急之时，是谢世绝影呢？还是绝路逢生？这不仅取决于患者本身的内在因素，也取决于医生的技术水平。仲子曰："敢问死？"孔子对曰："未知生，焉知死？"清代名医吴鞠通说："医者不知死，焉能救生？"所以，临床医生诊治危急重症，实质上就是解决疾病过程中的生与死的问题。作为医者，务必深悟死生之秘要，于错综复杂之病变中，能够发隐就明，视死别生，始可不致庸妄误投，贻人夭殃。这就是本书命名与编写之宗旨所在。

　　判断死生，历代医家积累了极其丰富的理论与经验。从《内经》成书到明清以降，从张机、华佗、葛洪到孙思邈、张介宾、张锡纯等古今著名医家，无不悉心研究，探求本末。然而终未有能系统论述者。据《宋史·艺文志》载，汉·淳于意氏曾撰有《决死生秘要》一卷（实系宋人所辑），惜早已失传。自此以下，未之闻也。

　　为了使祖国医学在诊治危急重病方面的宝贵经验能够得到继承发扬、整理提高，我们上溯先秦，下逮近代，从数百种文献中广征博采，又结合我们长期的临床经验，融会贯通，整理成篇。并且本着诊治并重的原则，以诊断为重点，以救活为目的，旨在视死别生，挽救垂危，为中医诊治急症做出贡献。

　　同时，本书的编写，还力求突出中医诊治急症从整体观念出发的理论特点。中医基础理论认为：人体是个有机的整体，疾病的发生，是病因作用于机体导致阴阳平衡失调的全身性病理反应。疾病危殆，生命休止，亦是阴阳离绝变化的结果。所以，中医诊断疾病，决断生死，不论望色、辨神、察舌、切脉、审证，都是着眼于整体，了解全身的变化情况。如精神的得失，四肢的寒温，色泽的荣枯，舌色的死活及脉象的虚实等。尤其是判断死生预后，还采取测天计时的方法，以推断病危时日和预后转归。这就是本书所载的"五行生克预测法"、"阴阳盛衰推测法"、"生成数推断法"等内容。这种诊断方法，是在"天人相应"的整体观念和阴阳五行学术思想指导下，根据自然变化，昼夜变化，四时气候变化以及月、日、时变化等对疾病的影响，以决断生死。这充分体现了中医诊断学的理论特点，同时，也符合"时间医学"，即"生物钟"的节奏的，值得探讨与研究。

　　本书分上、中、下三篇。上篇概述望色、辨神、察舌、切脉、审证，以及证候、体质、身形、组织器官等内容；中篇分别论述内、妇、儿、外诸科病证的生死辨证与救治方法；下篇辑录"前贤论死生辑要"和"备急治法方药"等。每篇层次分明，条理清楚，系统完整。对各家文献的撷取，内容的阐述，力求理论联系临床实际，切合实用。并基本达到理法悉陈，各科具备；救急措施，简便有效。有志于祖国医学者诚能笃志研究，苦心钻研，会其秘要，悟其真谛，则自可比踪古贤，启迪后学。

　　由于水平所限，书中错误、缺点在所难免，恳切期望广大读者提出批评和建议，以便不断地进行修订和提高，使它成为一部有生命力的中医专著。

　　最后，值此书出版之际，谨向绘插图的黄祝苓同志，缮写文稿的香兴福、李应权、邢惠芝、李才元诸同学，一一表示诚挚的感谢。

编　　者

目　录

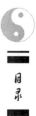

决生死秘要

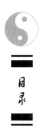

下　篇

上　篇

一、神色生死候证辨

神　指精神状态；**色**　是指面部等处皮肤的色泽。神是生命活动的体现；色是五脏气血盛衰透露于外的征象。神与色关系密切。临证中，观察病人神志的清楚或昏迷，主要是指辨证而言。推而言之，无论望色、切脉，皆须观察神气的盛衰有无。色有色之神，脉有脉之神。"失神则死，得神则生"。喻昌说："色者，神之旗也，神旺则色旺，神衰则色衰，神藏则色藏，神露则色露。所以察色之妙，全在察神。"故将神、色一并讨论。如气血旺盛，则精神健旺，色泽明润；反之则神疲色夭，预后不良。临床辨神色，对决生死十分重要，务须熟练掌握。

（一）辨精神状态

1. 辨神在诊断上的重要性

神，是人体生命活动总的外在表现。《灵枢·平人绝谷篇》说："神者，水谷之精气也。"《素问·八正神明论》又说："血气者，人之神。"说明神以精气为物质基础，是脏腑气血盛衰的外露征象，是生命的主宰。具体反映在人的面色、目光、表情、体态、言语、意识等方面。

2. 辨神的得失

《灵枢·天年篇》说："失神则死，得神则生。"《素问·移精变气论》也说："得神者昌，失神者亡。"《素问·本病论》又说："人神失守，神光不聚。"

张景岳以病人的精神状态来判断神之存亡。他在《景岳全书·

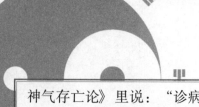

神气存亡论》里说："诊病以形证言之，则目光精彩，言语清亮，神思不乱，肌肉不削，气息如常，大小便不脱，若此者，虽脉有可疑，尚无足虑，以其形之神在也；若目暗睛迷，形羸色败，喘急异常，泄泻不止，或通身大肉已脱，或两手循衣摸床，或无邪而言语失伦，或无病而虚空见鬼，虽其脉无凶候，必死无疑，以其形之神去也。"张氏所说，实以临证经验发挥了《内经》"得神者昌，失神者亡"的理论，值得重视。

那么，什么是得神和失神呢？临床上如何掌握呢？辨神主要是观察目的神态。古人认为："神藏于心，外候于目。"石芾南也说："人之神气，栖于两目，历乎百体。"所以，当临床接触到危重病人时，首先必须观察目的神采，这样对病情的轻重安危，可以迅速得出一个较明确的认识。临床辨神，一般可从四个方面进行观察，即得神、神疲、失神、假神。

得神：患者表现眼球活动灵活，目光精彩内含，明亮有神，体态无明显异常，言语清亮，神志清楚，表情自然等。此表示"形神合一"，正气未伤，预后良好。

神疲：也称少神。它介于得神与失神之间，是由于疾病导致正气损伤，多见于虚证。常表现两目呆滞，目晦少神，精神萎靡，倦怠懒言，表情淡漠等。表示病情严重。

失神：患者表现为目暗睛迷，反应迟钝，言语错乱，神志昏迷，撮空理线，循衣摸床。或一时昏倒，口开目合，瞳人散大，手撒遗尿。或暴病卒作，沉迷烦躁，昏不识人。表示精气将脱，病情危重，预后多不良。

假神：假神见于临终前夕，临床有多种表现：如患者本来病重垂危，精气衰极，精神颓靡不堪，忽然一时精神振作，目光明亮；或者病至粥浆不入，忽然转为食欲顿佳，这在《伤寒论》中首称"除中"。或者病至语言低微断续，忽然转为声音洪亮，多言多语，但简单而多重复。它与失神转为得神的区别主要在于：

好转只是局部和暂时的现象，很快进入恶化；病人的整个病情与个别现象不相符。临床上通常把这种反常现象喻称"回光返照"或"残灯复明"。系阴阳之气即将离绝，阳气虚脱，孤阳外越，是病情濒危之兆。在临床上应特别注意，如病人出现假神证候，应积极采取措施，争分夺秒地进行抢救。

汉代华佗对此更有精辟的论述，他在《内照法》中说："凡辨生死之法，但人改常者即死矣；色、声、心、性，但一改常即死矣。"

3. 临床验证

例一：张××，男，61岁，农民。1972年9月11日初诊，素患头痛眩晕。一日在田间劳动看瓜，突感舌根强语涩，下午6时许家人送来就诊。面黄无华，目睁圆而呆迟，牙关紧闭，痰声漉漉，昏迷不省人事。测血压160/120mmHg。查眼底：右眼大面积出血呈片状。诊为中风闭证（脑溢血）。经及时输液，降压救治，病情稍平稳。至次日晨2时，患者突然睁开眼睛，神志清醒并索水而饮，又说话，又要求翻身。因医嘱不许震动头部，故家属未予翻身。3时又进入神志昏迷，逐渐气息低微，小便失禁，目合，脉弦极无柔和象。虽经积极抢救，患者于5时10分死亡。

按：该患者就诊时，病情已进入失神阶段，于次日晨2时，又出现假神现象，故虽经积极抢救，终未挽回生命。

近年来，有人报道以假神的症状为依据，从临床考察和统计了20例死亡病例，结论是：出现假神后，最速者4小时死亡，最迟者48小时死亡，平均为23.2小时，其中12小时以上者15例，占病例总数的75%。

实践证明，患者出现假神，纵有神丹妙药，也难挽回。但如果病变在失神阶段的早期，且处理及时而正确，亦有起死回生者。

例如：患者舒某，女，54岁。素患心悸气短，不能操劳，某医院确诊为心肌病。一日身感不适，家人陪送至医院诊治。当时面色红润，目睛有神，语言清楚，声音洪亮。正在测血压时，突

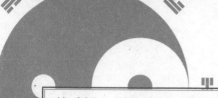

然昏倒，不省人事，面色苍白，冷汗淋漓，血压测不到，人迎脉摸不到，寸口无脉。诊为暴死（心脏骤停）。当时按压心前区数次，紧接着采用"电击术"，继而口服回阳救逆剂、静滴升压药，终于起死回生，至今带疾存生。

（二）辨面部色泽

1. 辨面色须分部位

（1）通诊面部　面部的色泽表现，一般表现于整个面部。如面色㿠白、潮红、紫暗，或润泽、枯晦等，均以整个面部为准。这是临床所常用的察色方法。

（2）分部诊察　五脏六腑在面部各有相应的部位。根据"有诸内必形诸外"的理论，内在脏腑与面部部位是内外相应的。上以应上，中以应中，下以应下。因此观察面部色泽变化反映于何部，便可据以判断病属何脏腑。这是古人从整体观念出发，并根据长期的临床经验而制定的诊断方法，在临床上有一定的参考价值。如五脏大多排列于面部中央，而肾脏偏偏排列在两颧。结合临床实践，肺肾阴虚，相火亢旺，刑金灼络，痨嗽咯血，骨蒸潮热，多表现两颧发赤。治宜滋肾润肺，壮水制火，即是明证。当然，在实际运用中，尚须结合具体病情，灵活掌握，不能机械套用。面部分部诊断，有几种分法，下面分别介绍。

1）以明堂为主划分色部：《灵枢·五色篇》谓："庭者，首面也；阙上者，咽喉也；阙中者，肺也；下极者，心也；直下者，肝也；肝左者，胆也；下者，脾也；方上者，胃也；中央者，大肠也；挟大肠者，肾也；当肾者，脐也；面王以上者，小肠也，面王以下者，膀胱子处也。"此即后世以明堂为主划分色部的根据（参见图1、2）。

明堂即鼻部，下端称准头或面王，属脾；鼻端双侧鼻翼称方

上，属胃；前额称庭或颜，属首（头）、面；眉间称阙，阙上属

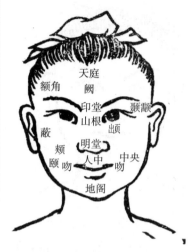
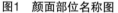

图1　颜面部位名称图

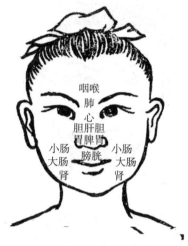

图2　面部色诊分属部位图

咽喉；阙中称印堂，属肺；阙下称山根或下极，属心；下极之下称年寿，属肝；肝部之左右属胆；两颊之下称中央，属大肠；大肠之上，胆之下，属小肠；挟大肠处，属肾，面王以下，唇上人中两侧，属膀胱、子处（子宫）。

2）以五脏分部划分色部：《素问·刺热论》谓："肝热病者，左颊先赤；心热病者，颜先赤；脾热病者，鼻先赤；肺热病者，右颊先赤；肾热病者，颐先赤。"即是说："左颊属肝，右颊属肺，颜部（又称为额）属心，鼻部属脾，颏部属肾（参见图3、4）。

这种分属方法，后世医家在临床上广泛应用。如万全说："欲观气色，先分部位：左颊兮青龙属肝；右颊兮白虎属肺；天庭高而离阳心火；地角低而坎阴肾水。鼻在面中，脾通土气。观乎色之所现，知其病之所起。"

3）以五官划分色部：《灵枢·五阅五使篇》谓："五官者，

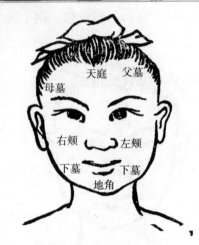
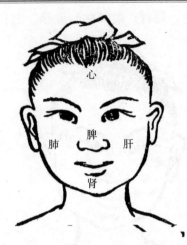

图3　面部色诊名称图　　　　图4　面部色诊分属部位图

五脏之阅也。"以五官划分色部，认为：鼻者肺之官也，目者肝之官也，口唇者脾之官也，舌者心之官也，耳者肾之官也。故肺病者喘息鼻张，肝病者眦青，脾病者唇黄，心病者舌卷短、颧赤，肾病者颧与颜黑。

以上三种面色分部诊断方法，后世多参合运用，且可据五脏与五体的联系，诊断皮、肉、气、血、筋、骨之病。如《灵枢·卫气失常篇》曰："色起两眉薄泽者，病在皮。唇色青赤黄黑者，病在肌肉。营气濡然者，病在血气。目色青赤黄白黑者，病在筋。耳焦枯受尘垢，病在骨。"

4）面部九分法

简注：面部当分九行，正中一行，左右各四行也。正中为天庭，为阙上，为阙中，为下极。为方上，为面王，为中央（此中央为人中也），为承浆，为下颏，其侧当内眦以下，为目内眦，为面王以上，为面王以下。次侧当目睛以下，为巨分（一名法令），为颐口角。次侧当颧以下，为颧（一名頄，音求），为中央（此中央为颊中央也）。此侧当颧后耳前，为颥（一作颔，以其动与额应也），为颔后（一名颐，音拙，即颔后横骨），为循牙车以下。次侧在面部之外，为蔽，耳门也；为蕃，颊侧也。侠绳而上者，绳为面部两侧之转角处也。下当颔，上当额角，如引绳者。侠而上，即侠额角也。方上谓正当面王之上，即鼻柱与准相接，稍见低柜之处，能候胃气盛衰，胃有瘕聚，即生黯䵟，胃气虚怯，即见低陷，方之为义，与《本输》篇"大陵掌后、两骨之间方下者也"正同，旧谓两迎香上者未妥。综观其位，五脏次于中央（五色篇言中央有三而义各不同），而肾居膀胱下；六腑侠其两侧，而胃居脾上；肢节又居六腑之外也。《刺热论》谓颊下逆颧为大瘕（大瘕泄即痢疾也，有谓五更泄者未是），是大肠病也，是中央诊膝，又诊大肠也，故大便久秘，即其处发热。颧后为胁痛，是颧后诊臂，又诊胁也。下牙车为腹满，是牙车以下诊股，又诊腹也。且股与股里，膝膑与膝，似俱不当两出；疑巨分股里，当作腹裹也。颊上者，膈上也，是颧后横骨之上也。（参见图5、6所示）

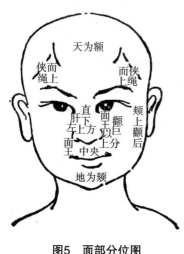

图5　面部分位图

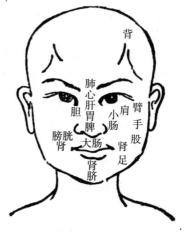

图6　面部脏腑肢节分位图

现将临床对面色分部及主病，图示如下，供参考（图7、8）：

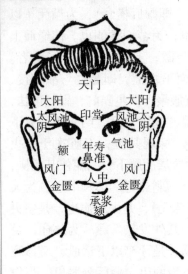
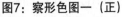
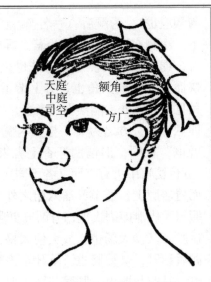

图7：察形色图一（正）　　　图8：察形色图二（侧）

至于面部内应脏腑的道理，古代医家认为，有以筋所结，有以脉所过，有以气化所通，有以神明所发。如上文《五色篇》及《刺热论》所叙，盖气化之事也；若内眦膀胱，外眦小肠，上唇人中大肠，下唇环口胃，耳前后耳中三焦胆，则脉络之事也；目上纲太阳，下纲阳明，鼻足太阳，耳中手太阳，头右角足少阳，左角手阳明，则筋络之事也；舌心、耳肾、鼻肺、唇脾、目肝、眉胆，则神明之事也。病在筋者，视筋络之部；病在脉者，视脉络之部；病在气化者，视气化之部；病在神明者，视神明之部。知此则分部之法虽各不同，则用各有当，可随证而适其用也。

（3）辨面色走向、端满和不等　察面色走向，以辨别疾病发展趋势和轻重。沉浊为内，浮清为外。若色从外走内者，病从外生，从外走内，部处起；色从内走外者，病从内生，从内走外，部处陷。病生于外者，先治其外，后治其内；病生于内者，先治其内，后治其外。若其色上行者，病益甚；其色下行如云彻散者，病方已。此上为逆，下为从也。

面色端满者，指面部五色表现，正色满面，此不为病，或虽病不重。若病则邪色独见，则或聚或散而不能端满矣。华佗谓面色俱等者不病，不等则病矣。谓其色独见异于他部也。故察色，以其起大如拇指者为准。

《灵枢·五色篇》谓："五色各见其部，察其浮沉，以知浅深，察其泽夭，以观成败，察其散抟，以知远近，视色上下，以知病处。"

2. 察色辨神

望面部颜色表现，须观察色与泽两个方面。色指赤、白、青、黄、黑五种颜色。故人称为五色。泽是指五色所表现出的荣润光泽，谓色俱神采。面部色泽表现，是脏腑气血的外荣征象。故根据色泽的变化，可以判断疾病的轻重安危、预后转归。所以对于危重的病证，其诊断意义有时胜过诊脉。正如《脉要精微论》说："帝曰：有故病，五藏发动，因伤脉色，各何以知其久暴至之病乎？岐伯曰：悉乎哉问也！征其脉小色不夺者，新病也；征其脉不夺其色夺者，此久病也；征其脉与五色俱夺者，此久病也；征其脉与五色俱不夺者，新病也。"孙思邈亦谓："夫为医者，虽善于脉候，而不知察于色气，终为未尽要妙也。故善为医者，必须明于五色。乃可以决死生，定狐疑。"

（1）辨面色荣枯 我国人的正常面色是红黄隐隐，荣润光泽，是气血和平，精气内充，荣光外发的表现。虽然每个人的肤色不一，或因气候、季节、工作条件及情绪变化的影响，面色可有稍白、稍红、稍黄、稍黑等变化。但是，只要明润含蓄，都是属于正常面色。故明润含蓄是正常面色的主要特点。所以，观察面色（含肤色在内）的关键，不论青、黄、赤、白、黑，凡荣润光泽、含蓄不露的，是五脏精气内充的征象，称为正色。虽在病中，说明气血未衰，胃气未败，其病易治，预后良好。反之，五色彻底暴露，晦暗枯槁，夭然不泽，表示内脏真元之气外泄无遗，病情深重，预后不佳。《内经》对此论述颇详。《素问·脉要精微论》谓："夫精明五色者，气之华也。赤欲如白裹朱，不欲如赭；白欲如鹅羽，不欲如盐；青欲如苍璧之泽，不欲如蓝；黄欲如罗裹雄黄，不欲如黄土；黑欲如重漆色，不欲如地苍。五色精微象见矣，其寿不久也。"本文"裹"字最妙，是描述五色含蓄之象。凡真色皆根于皮里。其深含于皮里者，系五色隐然于内，此正色也；由皮里暴露于皮外者，病色死色也；其薄散而仅浮于皮上者，浮越之气，不根脏腑，无关吉凶者也，直谓之垢而已。五脏之生色与死色，都以五色之含蓄与暴露作为判断的依据。《素问·五藏生成篇》谓："故色见青如草兹者死，黄如枳实者死，黑如炲者死，赤如衃血者死，白如枯骨者死，此五色之见死也；青如翠羽者生，赤如鸡冠者生，黄如蟹腹者生，白如豕膏者生，黑如乌羽者生，此五色之见生也。生于心，如以缟裹朱；生于肺，如以缟裹红；生于肝，如以缟裹绀；生于脾，如以缟裹栝楼实；生于肾，如以缟裹紫，此五藏所生之外荣也。"

综上所述，观察面部五色表现，是根据面色是否明润光泽、有光有体而判断。五色有光，明亮是也；五色有体，润泽是也。光者有形，为阳主气；体者有象，为阴主血。精气内充，气血未伤，有光有体，其色明润光泽，即《内经》所谓翠羽、鸡冠、蟹腹、豕膏、乌羽者是也。精气内竭，气血俱亡，则色相毕露，枯槁无泽，即《内经》所谓草兹、枳实、炲、衃血、枯骨，是光体全无，阴阳气血俱绝，不死何待？可见察色辨神，分辨荣枯，对危重病证诊断有着非常重要的意义。正如《灵枢·五色篇》谓："五色各见其部……察其夭泽，以观成败。"

(2) 五色主病　面部五色，既代表不同脏腑的病变，又代表不同性质的病变。《灵枢·五色篇》谓："以五色命藏，青为肝，赤为心，白为肺，黄为脾，黑为肾。"《灵枢·五阅五使篇》谓：

决生死秘要

"肾病者，颧与颜黑。"《灵枢·五色篇》又谓："青黑为痛，黄赤为热，白为寒。"所以注意观察面部五色的改变，对于判断疾病所在脏腑和性质至为重要。证之临床，面部青黑则多主寒证、痛证。是因寒滞经络，血脉瘀滞，而致颜面青黑，不通则痛，因致疼痛发生。即《素问·经络论》所谓："寒多则凝泣，凝泣则青黑。"面色黄赤多主热证。黄赤皆因血热而沸。即《素问·经络论》所谓："热多则淖泽，淖泽则黄赤。"面色白多主寒证。白者，血少之甚也。是由阳气衰微，不能统运血脉，血涩而少所致。《灵枢·论疾诊尺篇》谓："诊血脉者，多赤多热，多青多痛，多黑多久痹，多赤多黑多青皆见者寒热。"古人认为，视其颜色，黄赤者多热气，青白者少热气，黑色者多血少气。可见察面部五色，对诊断疾病的性质至为重要。

辨五色改变，亦可判断疾病的死生转归。《灵枢·五色篇》谓："赤色出面颧，大如拇指者，病虽小愈，必卒死。黑色出于庭，大如拇指，必不病而卒死。"血脉通于心，若络色或赤或黑，而腹内作痛，神气清明者，此病在小肠及脉络中也。若狂躁者，血热攻及心包也；若昏迷不省者，血寒而瘀甚矣，全不知人即死。

3. 察色生死候证辨
(1) 察面部五色变化决生死
1) 从面色有无光泽和含蓄之象以决断生死：总的来说，望面色，决生死，应从两方面注意：一则应注意五色与光泽（神采），无论何色，均以有无光泽为依据。五色具有光泽者，虽病亦预后良好；反之，五色失去神采，只有色而无泽，是脏之真气衰竭，预后多不良。二则应注意色的含蓄与否。五色贵在含蓄而不外露，是脏之真气内充的征象。若五色失去含蓄之象，五色尽露于外，说明脏之真气败竭，预后多凶。
2) 察色观病决生死：望面部色泽以决生死，历代医家积累

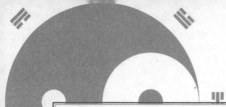

了很宝贵的经验，为了很好继承研究，经整理摘录叙述如下。

面青，人中反者，三日死。面无光，牙齿黑者死。面色黑，直视恶风者死。面色黑，胁满不能反侧者死。面色苍黑，卒肿者死。

（上出《中藏经》）

鼻头色青，腹中痛，苦冷者死。鼻头色微黑者有水气，色黄者胸上有寒，色白者亡血也，设微赤非时者死。其目正圆者痓，不治。

（上出《金匮要略》）

欲愈之病目眦黄，眼泡忽陷定知亡。

简注：眼中分属五脏，应五轮：瞳人属肾应水轮，乌睛属肝应风轮，两睑上下两胞属脾应肉轮，眼白属肺应气轮，两眦属心应血轮。两眦色黄，火能生土，胃气将行，故知其病欲愈。眼胞陷者，五脏之气绝也，故知当亡。《素问》曰：目内陷者死。言太阳之脉起于目，内陷者，太阳绝也，故死。太阳主诸阳之气，故独言之。

耳目口鼻黑色起，入口十死七难当。

简注：黑者，肾之色也。肾邪浸淫各脏，黑色见于耳目口鼻。舌居口内而属心火，黑色自外入于口内，水克火，故知十死无一生。火之成数在七，故第七日难当。

面黄目青酒乱频，邪风在胃衮其身。

简注：酒乃湿热之物，饮过多，则湿热伤乎脾胃，故面色黄。脾胃积热，热则生风，故目青也。一身皆借胃气资养，风邪留于胃中，则播于一身。《内经》曰：有病身热懈惰，汗出如浴，恶风渐渐。此为何病？岐伯曰：酒中风也。

面黑目白命门败，困极八日死来侵。

简注：黑，水也。目，木也。白，金也。命门，火也。水浸淫而贼火之气，金克木而伐火之源，所以命门火败。火之成数七，七日火极矣，故死于第八日也。

面色忽然望之青，进之如黑卒难当。

简注：青黑之色为肝肾色也。先青后黑，是迥则不转，神去则死也。

面赤目白忧息气，待过十日定存亡。

简注：息气，喘逆也，赤色属火，白色属金，火来克金，必作喘逆。金之成数在九，十乃土之成数也，土能生金（即粥浆入胃）则生，不能生金则死，故曰待过十日。

面赤目青众恶伤，荣卫不通立须亡。

简注：面赤，火也。目青，木也。木火色见，风热伤于五脏六腑，脏腑受伤，血气衰微，肌肉不滑，荣卫之道涩而不通，其死也可立而待。

黄黑白色起入目，更兼口鼻有灾殃。

简注：独见者，谓之正色。杂见者，谓之邪色。黄黑白之三色杂见于面，或入于目，或入于口，或入于鼻，乃病气从外而之内，故有灾殃。

面青目黄中时死，余候须看两目强。

简注：中时即午时也，午时属火。面青目黄，肝木克乎脾土。到午时木得火而不畏金，木势愈盛。人以胃气为本，土绝即死，故死在是时。其他相克，看贼旺二日而断其死生。

目无精光齿龈黑，面白目黑亦灾殃。

简注：目无精光者，神短也。齿龈黑者，脾绝也。面白者，少血也。目黑者，肾虚也。有是四者，则非长久之客。

口如鱼口不能闭，气出不返命飞扬。

简注：火胜迫于肺，大喘而死，肺败也。

肩息直视反唇焦，面肿苍黑也难逃。

简注：肩息者，气喘而两肩动也。直视者，睹物不转睛也。唇焦者，心家热也。面乃心之候，黑乃肾之色，上句是心绝，下

15

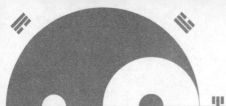

句是肝绝，心肝既绝，故命难逃。

妄语错乱及不语，尸臭元知寿不高。

简注：神亡失守故也。

人中尽满兼唇青，三日须知命必倾。

简注：人中属脾土，青色属肝木，土受木克，其绝在木之生数。

两颊颧赤人病久，口张气直命难停。

简注：眼睛下高骨之中名曰颧，颧下名面，面里名脸，面外名颊，颧面颊脸，心火所属，久病而赤色，乃精神外泄。口张气直，脾肺已绝，故命难停。

足跌趾肿膝如斗，十日须知难保守。

简注：脾主四肢，足肤乃胃所行之处，脾胃将绝，则有是证。脾属土，十日者，土之成数也，故死不过十日。

项筋舒展定知殂，掌内无纹也不久。

简注：项筋舒展，因督脉已绝。掌内无纹，心包脉绝也。脉绝人必死，岂得久生？

唇青体冷及遗尿，背面饮食四日期。

简注：唇青体冷，乃真气欲绝。遗尿不禁，乃膀胱不藏。背面饮食，乃神气不守。人之神气生于肝，神不守则肝绝，不出金数而死也。

手足爪甲皆青黑，能过八日定难医。

简注：肝脏其充在筋，其华在爪，其色为青。黑色属肾，肾肝俱败，则水不能生木，故见是色。八日，木之成数也。

脊疼腰重反复难，此是骨绝五日看。

简注：脊者，脾之候也。腰者，肾之府也。脾属土，骨属水，土克水，死在五日之期。五者，土之生数也。

体重溺出时不止，肉绝六日便高挤。

简注：体重肉绝，脾也。溺出不止，肾也。土胜水，死期故曰六日。六乃水之成数也。

手足甲青呼骂多，筋绝九日定难过。

简注：肝绝遇金而死。九日，金之成数也。

发直如麻半日死，寻衣语死十知么。

简注：发直如麻者，肺气绝也。寻衣语死，神散不守舍也。

（上出《王叔和脉诀·察色观病生死候歌》）

3）从五色在面部显现部位决死生：凡病人，黄色入鼻，从口入井灶，百日死。井在鼻孔上曲中是，灶在口吻两旁上一寸是。年上有黑色横度者，不出百日死。

天中从发际两墓皆发黑色者，三年死；若颧上发黑色应之者，二百日死矣。天中当鼻直上至发际是也。目下有黑色横度年上者，不出三十日死。黑色入口应天中者，不出一年死。《脉经》云：病人黑色出天中。下至年上颧上者死。

天中发黑色，年上命门上并黄色者，半好半恶也。以天中为主，五年内死，天中发黑色，法三年内死。所以然者，有二处得生，故三年死。

青色如针在目下，春死，或甲乙日死。黄色入目币四边，戊己日死。赤色从眉冲下入目，五日死，或丙丁日死。赤色入口，三日死，远期丙丁日死。黑色在左右眉上，一日死，或壬癸日死。若白色亦死，或庚辛日或二三日死。黑色从天中及年上入目，三日死，或壬癸日，或百日，半年死。黑色准上行或入目，壬癸日死，远期二十日死；若入耳鼻，三日死。（准，端也。行谓在寿上年上无定）黑色横两颧入鼻，一年死。黑色如拇指在眉上，不出一年暴死；一云三年。前云黑色在左右眉上一日死，当是指病甚者，此指无病者欤？黑色从眉绕目，死。赤色在口两傍，死。黑色如深漆绕口，或白色，皆死。

（上出《千金翼方》）

4）察面目五色决生死：面主气，主阳，主六腑；目主血，主阴，主五脏。在临床上察面目五色变化对决断生死，亦有一定的诊断意义。兹整理摘录历代名医家的经验，叙述如下。

凡相五色之奇脉，面黄目青，面黄目赤，面青目黑，面黑目白，面赤目青，皆死也。（《素问·五藏生成篇》）

春面色青，目色赤，新病可疗，至夏愈。夏面色赤，目色黄，新病可疗，至季夏愈。季夏面色黄，目色白，新病可疗，至秋愈。秋面色白，目色黑，新病可疗，至冬愈。冬面色青，目色青，新病可疗，至春愈。

论曰：此四时王相本色见，故疗之必愈。夫五脏应五行，若有病则因其时，色见于面，吉凶之兆形于表也。

病人本色青，欲如青玉之泽有光润者佳；面色不欲如青蓝之色。若面白目青，是谓乱常，以饮酒过多，当风，邪风入肺，络于胆，胆气妄泄，故令目青，虽云天救，不可复生也。（此面色克目色也）

病人本色赤，欲如鸡冠之泽有光润者佳；面色不欲赤如赭土。若面赤目白，忧恚思虑，心气内索，面色反好，急求棺椁，不过十日死。

病人本色黄，欲如牛黄之泽有光润者佳；不欲黄如灶中黄土。若面青目黄者，五日死。

病人本色白，欲如璧玉之泽有光润者佳；面色不欲如白垩。若面白目青，无复生理也。此谓欲过度，荣华已去，血脉空索，虽遇岐伯，无如之何。

病人本色黑，欲如重漆之泽有光润者佳；面色不欲如炭色，若面黑目赤八日死。肾气内伤也。

病人面黄目青者不死，青如草兹死。病人面黄目赤者不死，赤如衃血死。病人面黄目白者不死，白如枯骨死。病人面黄目黑者不死，黑如炲死。病人面目俱等（俱等谓不改其常，无一部之独异也）者不死。

（上出《千金翼方》）

（2）五脏察色决生死

1）五脏察色观病断生死

肝脏：面肿苍黑舌卷青，四肢乏力眼如盲；泣下不止是肝绝，八日应当命必倾。

注译：青，肝之色。舌卷青者，子见母色也。四肢乏力者，筋不能维持也。肝不能含血荣目，则目如盲。津液外泄，则泣出不止。凡此数者，皆肝绝所致。金能克木，故死于金旺之日，八日，从甲日数至辛日也。经曰：足厥阴气绝，则筋缩引卵与舌卷。厥阴者，肝脉也。肝者，筋之合也。筋者，聚于阴器而络于舌本，故脉不荣，即筋缩急，筋缩急，即引卵与舌。舌卷卵缩，此筋先死，庚日笃，辛日死。

心脏：面黧肩息直视看，又兼掌肿没文斑；狂言乱语身闷热，一日之内到冥间。

注译：黧，黄黑色也。掌肿无文，心气绝也。一乃水之成数，水克火，故死在一日之内。经曰：手少阴气绝，则脉不通，脉不通，则血不流，血不流，则色泽去。故面色黑如黧。此血先死，壬日笃，癸日死。

脾脏：脐跌肿满面浮黄，泄痢不觉污衣裳；肌肉粗涩兼唇反，一日十二内灾殃。

注译：脐，神阙也。跌，足跗上也。浮黄，黄肿也。经曰：足太阴气绝，则脉不荣其口唇。口唇者，肌肉之本也。脉不荣，则肌肉不滑泽；肌肉不滑泽，则肉满；肉满则唇反。唇反则肉先死，甲日笃，乙日死。

肺脏：口鼻气出不复回，唇反无文黑似煤；皮毛焦干爪枯折，途程三日定知灾。

注译：气出不复回，有呼无吸也。唇反，土不能生金也。黑似煤，金不能生水也。气不流通，则皮毛焦干，魂魄不连，则爪

甲枯折。从甲至丙，三日也。丙属火，火克金，故死在三日。经曰：手太阴气绝，则皮毛焦。太阴者，肺也，行气温皮毛者也。气弗营，则皮毛焦；皮毛焦，则津液去；津液去，则皮毛枯折。毛折者，则毛先死，丙日笃，丁日死。

肾脏：面黑齿痛目如盲，自汗如水腰折频；皮肉濡结发无泽，四日应当命不存。

注译：面黑，面如垢也。目如盲，瞳人反背也。自汗如水，火独炎也。腰乃肾之府，肾败则腰似折，不能荣于骨髓，而骨肉不相亲，濡肉而却，不能为五液之主，故发不润泽。从甲至戊，越四日也。戊属土，土克水，故命不存。经曰：足少阴气绝，则骨枯。少阴者，冬脉也，伏行而温于骨髓。故骨髓不温，则肌肉不著骨；骨肉不相亲，即肉濡而却；肉濡而却，故齿长而枯。发无润泽，是骨先死。戊日笃，已日死。

（上出晋代王叔和《五脏察色歌》）

2）察色诊五脏卒死：病人及健人面色忽如马肝，望之如青，近之如黑，必卒死。肝病少愈而卒死者，青白色大如拇指黡（音掩，黑痣）点，见颜颊上，此必卒死。

凡人肝前病，目则为之无色；若肝前死，目则为之脱精；若天中等分墓色应之，必死不治。看应增损，斟酌赊促，赊则不出四百日内，促则旬日之间。

心病少愈而卒死者，赤黑色黯点如博碁，见颜，度年上，此必卒死。

凡人心前病，则口为之开张；若心前死，则面色粘黑，语声不转，若天中等分墓色应之，必死不治。看应增损，斟酌赊促，赊则四百日内，促则不出旬日之间。

脾病少愈而卒死者，青黑如母指黡点，见颜颊上，此必卒死。

凡人脾前病，唇则焦枯无润；若脾前死，唇则干、青白、渐缩急、齿噤不开；若天中等分墓色应之，必死不治。看色厚薄，决判赊促，赊则不盈四百日内，促则不出旬日之间。

肺病少愈而卒死者，赤黑如母指厴点，见颜颊上，此必卒死。

凡人肺前病，鼻则为之孔开焦枯；若肺前死，鼻则为之梁折孔闭：青黑色；若天中等分墓色应之，必死不治。看色浅深，斟酌赊促，远不出一年，促不延时月。

肾病少愈而卒死者，黄黑色厴点如拇指，应耳，此必卒死。

凡人肾前病，耳则为之焦枯；肾前死，耳则为之黚焦癖；若天中等分墓色应之，必死不治。看应增损，斟酌赊促，赊则不出四百日内，促则不出旬日之间。

凡五脏吉凶之色，见于分部。肝病者，顺顺而见青白入目必死，不出其年；若年上不应，三年之内祸必至也。心病者，朏朏而见赤黑入口必死，不出其年，名曰行尸；若年上无应，三年之内病必死也。脾病者，霏霏而见黑入唇，不出其年；若年上不应，三年之内祸必至也。肺病者，顺顺而见赤白入鼻必病，不出其年；若年上不应，三年之内祸必应也。肾病者，面目黄黑，连耳左右，年四十以上，百日死；若偏在一边，最凶，必死；两边有，年上无，三年之内祸必至也。

（上出《千金方》、《千金翼方》）

3）五色入门户决生死：凡病人，面色入门户为凶，不入为吉。白色见冲眉上者，肺有病，入阙庭者夏死；黄色见鼻上者，脾有病，入口者春夏死；青色见人中者，肝有病，入目者秋死；黑色见颧上者，肾有病，入耳者六月死；赤色见颈者，心有病，入口者冬死。所谓门户：阙庭，肺门户；目，肝门户；耳，肾门户；口，心脾门户。若有色气入者，皆死。（入者，蔓延连合之义也，《素问》谓之交）

（上出《千金方》、《千金翼方》）

(3) 察色决外感伤寒生死 凡看外感病，必先察色，然后切

上
篇

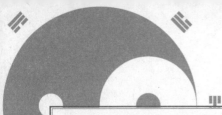

脉问证，参合以决死生吉凶。夫色有青黄赤白黑，见于面部皮肤之上，其气有如乱丝乱发之状隐于皮里也。盖五脏有五色，六经有六色，皆见于面，以应五行，相生者吉，相克者凶；滋荣者生，枯夭者死。自准头、年寿、命宫、法令、人中皆有气色，其滋润而明亮者吉，暗而枯燥者凶也；又当分四时生克之理而通察之。兹略具五色之要者陈述如下：

1）青色：青色属木主风，主寒主痛，乃足厥阴肝经之色也。凡面青唇青者，阴极也。若舌卷囊缩者，宜急温之。如夹阴伤寒，小腹痛，则面青也。《内经》曰：青如翠羽者生；青如草兹者死。青而黑，青而红，相生者生；如青白而枯燥者，相克乃死也。脾病见青气，多难治。青而黑者多寒痛，青而白者主虚风也。厥阴热厥（血热而壅滞，气迫寒而不得通），赤有唇面爪甲青紫而脉伏者，然细察之，其脉必附骨有力也。

2）黄色：黄色属土主湿，乃足太阴脾经之色。黄如橘子明者热也，黄如熏黄而暗者湿也。凡黄而白，黄而红，相生则吉；若黄而青，相克者凶也。若准头、年寿、印堂有黄气明润者，病退而有喜兆也；若枯燥而夭者死。凡病欲愈，目眦黄也。长夏见黄白则吉，若黄而青则凶也。

黄色属脾，主湿热食积。黄而枯瘦者，胃中有火；黄而色淡，胃气虚也。面目黄而小便短涩者为疸。小便自利，少腹硬痛，为蓄血发黄，宜下其瘀。

面黄主湿，黄而明者兼热，黄而暗者兼寒，黄而带赤者为病欲愈；黄白不荣而多蟹爪纹者为虫积，黄而浮泽者为内伤营血，黄黑而粗槁者为食积；黄而青黑者，脾胃衰极，为木胜土而木无制也。是久病血败也。黄乃血水相和之色，以黄之深浅，辨血之厚薄，以黄之明暗，定血之死活。

3）赤色：赤色属火主热，乃少阴心经之色。在伤寒见之，而有三阳一阴之分。如足太阳属水，寒则本黑，热则红也。《内经》曰：面色缘缘正赤者，阳气拂郁在表，汗出不彻故也，当发其汗。若脉浮数，表热汗不出者，面色红赤而光彩也。论曰：阳明病，面合赤色者，不可攻之。合者通也，谓表邪未解，不可攻里也。若阳明内实，恶热不恶寒，或蒸蒸发热，或日晡潮热，大便秘结，谵语面赤者，此实热在里，可攻之也。如表里俱热，口燥舌干饮水，脉洪面赤，里未实者，且未可下，宜人参白虎汤和之。如少阳经热在半表半里，面红脉弦者，宜小柴胡汤和之，不可下也。论曰：少阴病，下利清谷，里寒外热，面赤者，四逆汤加葱白主之。此阴寒内极，逼其浮火上行于面，故发赤色，非热也；若不细察，误投凉剂即死矣。又夹阴伤寒虚阳上泛，亦面赤也，但足冷脉沉者是。又烦躁面赤，足冷脉沉，不能饮水者，此阴极也，宜温之。若久病虚人，午后面、两颊、颧赤者，此阴火也，不可作伤寒治之。然三阳之气皆会于头额，其从额上至巅顶络脑后者太阳也，从额至鼻下于面者阳明也，从头角下耳中耳之前后者少阳也，但有红气或赤肿者，以此部分别之；盖大头伤寒证，正要知此部分也。《内经》言：心热颜先赤，脾热鼻先赤，肝热左颊先赤，肺热右颊先赤，肾热颐先赤。若赤而青，赤而黄，为相生则吉；如赤而黑，为相克则凶。盖印堂、准头有赤气，枯夭者死，明润者生也。如肺病见赤气，则难治。

面赤如微酣，或两颧浅红，游移不定，此阴证戴阳，必下利清谷，必小便清白或淡黄；脉沉细，或浮数无力，按之欲散；虽烦躁发热而渴欲饮水，却不欲咽；肌虽大热，而按之不热，且两足必冷。又有面赤烦躁，偏舌生疮生刺，敛缩如荔枝状；或痰涎涌盛，喘急；小便频数，口干引饮，两唇焦烈，喉间如烟火上冲，两足心如烙；脉洪数无伦，按之有力，扪其身烙手；此肾虚火不归原所致，证最难辨，但病由内伤，其来以渐，是乃干柴烈火，不戢自焚者也。若面赤，目脉赤身热足寒，头热而动摇，卒口噤，背反张者，痉也，寒湿风邪，内伤于筋；亦有热病筋燥而

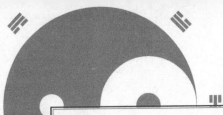

急者。

4）白色：白色属肺金，主气血不足也，乃手太阴肺经之色。肝病见之，难治。凡年寿、印堂白而枯夭者凶，白而光润者吉。若白而黑，白而黄，相生皆吉；白而赤，相克即凶矣。凡伤寒面白无神者，发汗过多，或脱血所致也。

白色属肺，气血虚寒，纵有虚火，断无实热。白而青，气血寒凝；白而肥，有痰；白而瘦，爪甲鲜赤，气虚有火也。

5）黑色：黑色属水，主寒主痛，乃足少阴肾经之色（血因寒而瘀败之色）。

凡黑而白，黑而青，相生则吉；黑而黄，相克则凶。若准头、年寿、印堂黑气枯夭者死，黑中明润者生。黑气自鱼尾相牵入太阳者死。黑气自法令、人中入口者死。耳目口鼻黑气枯夭者死。凡面准头、命宫明润者生，枯暗者死。若心病见黑气在额者死也。华佗曰：凡病人面色相等者吉，不相等凶。又曰：声、色、心、性，但一改常即死矣。焦黑齿槁，为肾热。凡青黑黯惨，无论病之新久，总属阳气不振。

黑主肾衰，伤寒颜带青黑，为阴寒之色；若久病焦黑者，又为肾热也。神庭黑色如指者，阴晦之色见于正阳之位，卒死之兆。面惨不光，伤寒也；面光不惨，伤风也；面如锦纹，阳毒也；面垢如油，喘促多汗，足阳明中暍也；面垢生尘，洒然毛耸，手少阴中暑也。

（上出《准绳》）

（4）察色决杂病生死　青色出于太阴太阳（两额、左为太阳，右为太阴）及鱼尾正面口角、如大青蓝叶，怪恶之状者，肝气绝，主死。若如翠羽柏皮者，只是肝邪，有惊病、风病、目病之属。

赤属心，主三焦。红色见于口唇，及三阴三阳上下，如马肝之色，死血之状者，心气绝，主死。若如缟红马尾色者，只是心病，有怔忡惊悸，夜卧不宁等证。

黄属脾胃。若黄而肥盛，胃中有痰湿也；黄而枯瘦，胃中有火也；黄而色淡，胃中本虚也；黄而色黯，津液久耗也。黄为中央之色，其虚实寒热之机，又当以饮食便溺消息之。

黄色见于鼻，干燥如土隅之形，为脾气绝，主死。若如桂花，杂以黑晕，只是脾病，饮食不快，四肢怠惰。

黑色见于耳轮廓内外命门悬壁，如污水烟煤之状，为肾气绝。若如蜘蛛网眼，乌羽之泽者，只是肾虚，火邪乘水之病。

面黑为阴寒，面青为风寒。青而黑，主风、主寒、主痛；黄而白，为湿、为寒、为热，为气不调；青而白，为风、为气滞、为寒、为痛也。大抵黑色见于面，为病最凶。若暗中有光，准头、年寿亮而滋润者生；枯夭者死。

白属肺，白而薄泽，肺胃之充也；肥白而按之绵软，气虚有痰也；白而消瘦，爪甲鲜赤，气虚有火也；白而夭然不泽，爪甲色淡，肺胃虚寒也；白而微青，或臂多青脉，气虚不能统血也；若兼爪色青，则为阴寒之证矣。白为气虚之象，纵有失血发热，皆为虚火，断无实热之理。

肺主气，气虚则色白；肾属水，水涸则面黧。青为怒气伤肝，赤为心火炎上。痿黄者内伤脾胃，紫浊者外感客邪。憔悴黯黑，必恓郁而神伤；消瘦淡黄，乃久病而体惫，山根明亮，须知欲愈之病；环口黑黧，休治已绝之肾。

白色见于鼻准及正面，如枯骨及擦残汗粉者，为肺绝，丙丁日死。若如腻粉，梅花、白绵者，只是肺邪，咳嗽之病。

苍黑属肝与肾。苍而理粗，筋骨劳甚也，苍面枯槁，营血之涸；黑而肥泽，骨髓之充也；黑而瘦削，阴火内戕也。苍黑为下焦气旺，虽犯风寒，亦必蕴为邪热，绝少虚寒之候。

色贵明润，不欲沉夭。凡暴感客邪之病，不妨昏浊壅滞；病久气虚，只宜瘦削清癯。若病邪方锐，而清白少神；虚羸久困，

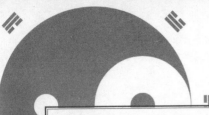

而妩媚鲜泽；咸非正色。五色之中，青黑黯惨，无论病之新久，总属阳气不振。惟黄色见于面目，而不至索泽者，皆为向愈之候。若眼胞上下烟煤者，寒痰也；眼黑颊赤者，热痰也；眼黑而行步艰难，呻吟者，骨节疼痛，痰饮入骨者；眼黑而面带土色，四肢痿痹，屈伸不便者，风痰也。病人见黄色，光泽为有胃气；干黄者是津液之槁。目睛黄者，非疸即衄。目黄大烦为病进。

面目色同为顺，色异为逆；同者为其如常而未改也，异者谓其一部独异于常也。

面色夭然不泽，其脉空虚，为夺血。伤寒汗不出，大颧发赤，哕者死。颧见青气者死。黄兼青紫，脉芤者，瘀血在胃，或胁内有块，面上多白点，是虫积。面色青黄白不常，及有如蟹爪路，一黄一白者，主食积（赤有白斑如钱大，晕满额面者）。目睛黄者酒疸。面黄白及肿连眼胞者谷疸，其人必心下痞。面黑者女劳疸，一曰黑疸。明堂眼下青色，多欲劳伤，精神不爽，及夜未睡。

（上出张石顽、徐春甫、王宇泰、张三锡、李士材）

(5) 察五色变化，按五行生克决生死

1）按时序节气决生死："黑气细如绳，发四墓及两颧上者死。（四墓在两眉坐直上至发际，左为父墓，右为母墓，从口吻下极颐为下墓）于此四墓上观四时气。春见青气，节尽死；夏见赤气，节尽死；长夏秋见白气，节尽死；冬见黑气，节尽死；春见黄气，暴死，见白气至秋死，或立夏死；夏见白气，暴死，见黑气，至冬死，或夏至死；秋见青气，暴死，见赤气，节尽死，或至夏死，或冬至死；冬见赤色，暴死，见黄气，至长夏死，或春分死。"

（上出《千金方》、《千金翼方》）

按：凡见本气及来克之气，皆节尽死，或至其节死，或至其胜死；见所克之气，皆暴死。原因是，前者为本脏自病，为不胜；后者为所胜，即反侮，本气衰败所致。

2）病色交错，色克病者死：病与色相应为正病正色。若反见它色，病与色不相应，称病色交错。根据病色交错，可断病之顺逆吉凶。在病色交错中，主要诊察相生相克的善恶关系，相生者为顺，相克者为逆。以肝为例，如肝病色青，是正病正色，是病色相应，属疾病发展的正常现象。若见黑色，为母乘子，相生之顺证；若见赤色，为子乘母，相生之逆证。若见黄色，为病克色，其病不加，为凶中顺；若见白色，为色克病，其病则甚，为凶中逆，相克为凶。凶中顺尚可。凶中逆，则必凶；相生为吉，子乘母为吉中小逆，母乘子为吉中大顺。

其余四脏，可以仿此类推。（见病色交错简表一、二。）但在临床运用时，不可过于机械，必四诊合参，综合判断，才能得到正确的诊断。经验证明，倘色夭不泽，虽相生亦难调治；色泽不夭，虽相克亦可救疗。

病色交错简表一

肝　病（木）

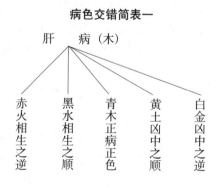

赤火相生之逆　　黑水相生之顺　　青木正病正色　　黄土凶中之顺　　白金凶中之逆

注：肝脏如是，余脏类推

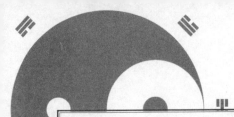

病色交错简表二

五脏	正病正色	病色交错				备注
		母乘子 (相生之顺)	子乘母 (相生之逆)	病克色 (凶中顺)	色克病 (凶中逆)	
肝	青	黑	赤	黄	白	1.相克为凶，凶中顺尚可，凶中逆则必凶
心	赤	青	黄	白	黑	
脾	黄	赤	白	黑	青	2.相生为吉，子乘母为吉中小逆，母乘子为吉中大顺
肺	白	黄	黑	青	赤	
肾	黑	白	青	赤	黄	

4. 古今验证

"齐丞相舍人奴从朝入宫，臣意见之食闺门外，望其色有病气。臣意即告宦者平。平好为脉，学臣意听，臣意即示之舍人奴病，告之曰：'此伤脾气也，当至春膈塞不通，不能食饮，法至夏泄血死。'宦者平即往告相曰：'群之舍人奴有病，病重，死期有日。'相君曰：'卿何以知之？'曰：'君朝时入宫，君之舍人奴尽食闺门外，平与仓公立，即示平曰，病如是者死。'相即召舍人（奴）而谓之曰：'公奴有病不？'舍人曰：'奴无病，身无痛也。'至春果病，至四月，泄血死。所以知奴病者，脾气周乘五脏，伤部而交，故伤脾之色也，望之杀然黄，察之如死青之兹。众医不知，以为大虫，不知伤脾。所以至春死病者，胃气黄，黄者土气也，土不胜木，故至春病。所以至夏死者，脉法曰'病重而脉顺清者曰内关，'内关之病，人不知其所痛，心急然无苦。若加以一病，死中春；一愈顺，及一时。其所以四月死者，诊其人时愈顺。愈顺者，人尚肥也。奴之病得之流汗数出，（灸）于火而以出见大风也。"——《史记·扁鹊仓公列传》。

按：文中意，即淳于意也。山东临淄人，约生于公元前218～前150年，曾作过齐国的太仓长，因而后人常称为"仓公"。他少年时学医于公孙光和公乘阳庆。阳庆将《黄帝扁鹊之脉书》、《药论》等书全部传授给他。所以他的医学修养很好，医术也很高明。在诊断方面，他很注意望色和切脉。"为人治病，决死生多验。"本例即是通过"望其色有病气。"根据"望之杀然黄，察之如死青之兹"而断言春病夏死。果如其言。

有人近年来对某医院的182例内科死亡病例作了分析，结果表明，望色夭泽的理论确有实用价值。182例病人在生命垂危时，全部可见面有夭色。苍白、灰白、灰暗、面赤如妆等，与《内经》指的"色青白不泽"，"色赤黑不泽"，"青黄不泽"等相符。故色不泽者主死。

（三）辨目的神色

1. 辨目神色的重要性

目为肝之窍，心之使，足太阳膀胱经起于目内眦，足阳明胃经旁纳太阳之脉，足少阳胆经起于目锐眦。而《灵枢·邪气脏腑病形篇》曰："十二经脉，三百六十五络，其气血皆上于面而走空窍。"《灵枢·大惑论》又曰："五脏六腑之精气，皆上注于目而为之精。"故据目的神色形态，可以测知脏腑的盛衰安危。正如《通俗伤寒论》所云："凡病至危，必察两目，视其目色，以知病之存亡也，故观目为诊法之首要。所以《内经》十分重视察目以决死生。

正常的眼，视物清楚正确，精采内含，转动灵活，有泪润

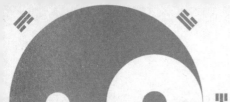

泽，神光充沛，是眼有神，虽病易治。若白睛混浊，黑暗色晦，失却精采，转动失灵，无眵无泪，甚至浮光暴露，是眼无神，有病难治。正如张介宾说："视目之睛明，诊神气也。"

2. 目生死候证辨

《素问·三部九候论》曰："瞳子高者，太阳不足。戴眼者，太阳已绝。此决死生之要，不可不察也。"

目翻上视，眼球向上形成白多黑少，谓之"瞳子高"，是太阳精气不足，多属惊风痉厥，病属危重。戴眼，指目睛上视，固定不动，是精脱神衰，太阳经气已绝的死证。

从临床观察，目翻上视、瞪目直视、目睛正圆、戴眼反折等，都是危重证状。正如《通俗伤寒论》所说："……目瞪正圆及目斜微定，目瞪内陷，皆为神气已去，病必不治。"但俞根初又指出：目睛微定、目直视、斜视、上视等，移时即如常者，多痰闭使然，不可竟作不治论。

一般认为在急性病中，双目上吊或两眼斜视，多属动风先兆或动风发痉，惟久病重病见之，才属危象。一般而言，上视者太阳不足，下视者胃气空虚，斜视者少阳已绝，直视者少阴已终。

但《内经》特别把"戴眼"目态作为"决死生之要"领，是非常科学的，是有特殊价值的。《通俗伤寒论》曰："瞳人散大者，神虚散……"。验之临床，若戴眼再结合瞳孔（人）散大情况来下判断，则更为准确。如戴眼的同时，双侧瞳孔也散大，光照迟钝，是脏腑精气将绝，为濒死危象；若双侧瞳孔散大，光照依旧，是肾竭不摄，表里俱竭，神气涣散，必死无疑。当然应注意排除肝胆风火上扰的绿风内障及某些中毒证候。

古医籍有"五视死"的记载，可供参考。"病人目上看人者死。病人目下看人者死。病人目斜看者死。病人目直视者死。病人无睛光者死。"

凡病虽剧，只要双目有神，顾盼灵活者吉，以目为五脏十二经之精气所发也。如五阴气俱绝则目系转，转则目运，目运者死。古医籍云：骨槁肉脱，气喘目陷，目不见人，即死；能见人，至其所不胜之时而死。

目能识人者轻，昏眊不识人者危。目有眵有泪，精采内含者，为有神气，有病主生；无眵无泪，白睛色蓝，黑暗色滞，精采内夺，及浮光外露，皆为无神，病多危。气脱者目不明，脱阴者目盲，热病目不明者危。暴失明者，是阳为阴闭，当有不测之疾。

3. 古今验证

据《脑死亡临床诊断探讨》的著者综合国内外的经验，认为：具备以下五点，临床即可判断为脑死亡。其中除两项（阿托品试验阴性和脑超声图不显示脑血管转动的回声波）外，其它三项症状和体征中，就有两项是靠察目来下判断的：一项是双侧瞳孔散大，眼球固定；另一项则是脑干反射消失（瞳孔对光反射、角膜反射、头眼反射），这和《内经》的论述实质是一致的。

再据临床报道某院182例内科死亡病例，"全部病例临死前有眼球固定、对光反射迟钝或消失、目上视等，与《内经》"目不见人"、戴眼相符。又如《华佗治病笃要诀》云："说明寿夭而复治，则不怨冤死。"孙思邈注云："医者遇病，宜先审其人之将死与否？若贸然定方与药，药纵无害，及死则必归咎于医者，虽百喙其难辞也。故欲攻医，宜先精相，相者何？望之义也。先生遇病者，先能知其人之寿夭，此非得自仙传，乃缘临症多使然耳。尝有疾者诣先生求治，先生曰：'君病根既深，宜剖脏腑，治之当愈。然君寿不过十年，病不能相杀也。'疾者不堪其苦，必欲除之，先生乃施破术，应时愈。十年后竟亡。"又如《华佗治急症要诀》云："不堪望，奚以方。""军吏梅平，因得疾除名，还家。家居广陵，未至二百里，止亲人舍，其曰先生适至主人宿，主人令先生视之。先生一望见，即谓平曰："君早见

上篇

我，可不至此，今疾已结，不可为，趣（趣即行动之意，见《列子》）去可得与家相见，抵家后尚得有五日淹留也。'平从之，果如所言。""按凡人内有病，必先发于外，故医以望为第一要义。扁鹊之著名，即在于能望也。先生望平色，知其必死，虽有所本，亦由能决。今之医士，不解斯义，徒恃切脉，以作指针。故病者将死，犹为定方。吾见亦多矣。噫！"

又如：《华佗治酒毒要诀》"讳疾忌医，死。""酒之发酵，足伤肺翼，害肠胃，惟葛花可解。暨渎严昕与数人共候，先生适至，谓昕曰：君身中佳否？昕曰：无他。先生曰：君有急疾见于面，毋多饮，多饮则不治。予以葛花粉令服之，昕不能信，复饮，归行数里，卒头眩堕自车，人扶之，辇回家，越宿死。"又如：《华佗治腹痛脾腐要诀》云："物生于土，土燥物枯，可掘而润之，体此可以治脾。""一人腹中半切痛，十余日中，须眉堕落，先生视之曰：此脾半腐也，宜刳腹，施以洗伐。即饮以药，令卧，破腹视脾，半腐坏，刮去恶肉，以膏敷创，饮以药，百日而平复。"

（以上四案俱出《华佗神医秘传》）

按：以上四案，均以望色而下诊断，前三案，根据面色，断以死候，果如华佗所言。后一案，望之诊之，经治而愈。

二、脏腑经络生死候证辨

脏腑与经络，均属于中医解剖、生理的内容，为祖国医学基础理论的重要组成部分，统称藏象经络学说。人体的各个脏腑组织器官，是一个有机联系的系统整体。而这种有机联系，主要是通过经络的作用来实现的。脏与腑的表里关系，脏腑与体表组织器官的联系，都是通过经络的内外联系而实现的。此即《灵枢·海论》所谓："夫十二经脉者，内属于脏腑，外络于肢节。"所以，疾病的发生与传变可以通过经络而相互影响。体表组织器官和经脉本身的病变，可以影响其所属的脏腑，而内脏的病变亦会通过与其有关的经脉而反映到体表。因而，脏腑与经络所表现的病证，基本上多相一致。尤其是其死生候证。因此，为了避免重复，合并讨论。

（一）五脏病机及其证候特征

天有六气之变，即风、寒、暑、湿、燥、火；在人体亦有六气之化，即肝化风、心化火、脾化湿、肺化燥、肾化寒等。人体与外界环境、五脏与六气是内外相应的。故五脏的病机，主要是六气之化。此即《内经》所谓："夫百病之生也。皆生于风寒暑湿燥火，以之化之变也。"（《素问·至真要大论》）"心恶热，肺恶寒，肝恶风，脾恶湿，肾恶燥。"（《素问·宣明五气论》）

五脏六气之化所导致的主要病证及其特征：《素问·阴阳应象大论》谓："风胜则动，热胜则肿，燥胜则干，寒胜则浮，湿胜则濡泻。"《素问·至真要大论》谓："诸风掉眩，皆属于肝；

诸寒收引，皆属于肾；诸气膹郁，皆属于肺；诸湿肿满，皆属于脾；诸热瞀瘛，皆属于火；诸痛痒疮，皆属于心；诸厥固泄，皆属于下；诸痿喘呕，皆属于上；诸禁鼓慄，如丧神守，皆属于火；诸痉项强，皆属于湿；诸逆冲上，皆属于火；诸胀腹大，皆属于热；诸躁狂越，皆属于火；诸病有声，鼓之如鼓，皆属于热；诸病胕肿，疼酸惊骇，皆属于火；诸转反戾，水液浑浊，皆属于热；诸病水液，澄澈清冷，皆属于寒；诸呕吐酸，暴注下迫，皆属于热。"

综上所述，五脏病机及其证候特征，主要是六气之化。心肝为风火之脏，亦称刚脏，在临床上多表现为阳亢气逆，风火炽盛，急暴亢奋的证候特征。肝阳偏亢，肝气疏泄太过，可致阳动风生，而出现"掉眩"、"强直"的急暴证候。《素问·藏气法时论》谓之"肝苦急"。心火旺盛，扰动神明，可致神识狂乱，瞀瘛、躁狂、口噤鼓慄等病证。其治皆宜苦寒折降，以抑其急暴亢奋之势。同时亦要佐以甘缓滋润，以柔制刚。叶天士《临证指南医案》谓："肝为刚脏，非柔润不能调和也。"又谓："心肝为刚脏，可授柔药。"《素问·藏气法时论》谓："肝若急，急食甘以缓之，以酸泻之。"脾肾皆为柔脏，亦为阴脏。肾主先天，内寓元阳、元阴，为"生气之原"；脾主后天，濡润泽物，为气血生化之源，故在临床上，脾肾的病变，多表现化源不足，阴阳气虚损，严重时，呈现虚损危重的证候特征。如肾阳虚损，命火式微，可致寒从中生，关门不固，证见身寒肢冷，恶寒踡卧，二便遗泄，遗精滑泄等。治宜补肾填精，温阳散寒，回阳救逆。脾阳受挫，阳虚不运，不能输布津液，运化精微，可发生浮肿，腹胀便溏，气血虚损等病证。治宜温运脾阳，健脾利湿，益气生血。此即叶天士所谓："脾肾为柔脏，可授刚药。"至于肺为乾金，与秋燥之气相应，司呼吸而主一身之气。故肺的病变，主要表现肺气失调而发生的喘逆、痞闷等病证，治以降肺利气，通调气机为主。这是五脏病机及其所表现的证候特征。

（二）五脏虚实病证

心主惊。实则叫哭发热，饮水而搐；虚则卧而悸动不安。

肝主风。实则目直，大叫，呵欠，胁胀，项急，烦闷；虚则咬牙目暗震颤麻木。热极动风，抽搐昏厥；寒则滞脉、丸坠囊缩。

脾主困。实则困睡，身热，饮水，肿满；虚则吐泻，生风，不思饮食。热则弄舌，黄疸；寒则脘痞，口甜。

肺主喘。实则闷乱喘促，痰鸣；虚则哽气，长出气，短气无痰，热则饮水痰黄，燥生白沫而粘。

肾多主虚，内寄水火。阳虚则形寒怕冷，腰痛尿频，滑精；阴虚则烦热盗汗，无精光，阳痿，耳鸣。肾实则精瘀肿痛，疮疹黑陷。

（上出《小儿药证直诀》）

肝病者，两胁下痛引少腹，令人善怒；虚则目晄晄（音荒，目昏眩之意）无所见，耳无所闻，善恐，如人将捕之。气逆则头痛，耳聋不聪，颊肿。

心病者，胸中痛，胁支满，胁下痛，膺背肩胛间痛，两臂内痛（心与小肠经脉所过之处。心脉瘀阻，故引起这些部位疼痛）；虚则胸腹大，胁下与腰相引而痛。

脾病者，身重，善饥，肉痿，足不收，行善瘈，脚下痛；虚则腹满肠鸣，飧泄，食不化。

肺病者，喘咳逆气，肩背痛，汗出，尻、阴、股、膝、髀、腨、胻、足皆痛；虚则少气不能报息，耳聋，嗌干。

肾病者，腹大，胫肿，喘咳，身重，寝汗出，恶风；虚则胸

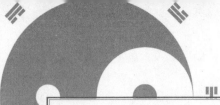

中痛，大腹、小腹痛，惊厥，意不乐。

（上出《素问·藏气法时论》）

上举五脏病证的证候表现，是根据五脏性能、经脉分布、官窍，情志，及其相互关系等情况所表现出的不同特征。五脏的病证虽分虚实，但不能一概而论。根据五脏的阴阳特性，有的以实为主，有的以虚为主。下面分别论述：

1. 心、肝为阳脏，主要表现实证

心肝为阳脏，刚脏，亦称风火之脏，其临床多表现实证。如肝阳偏亢，肝气郁滞，肝气横逆，所致之眩仆、瘈疭、胁痛癥瘕、暴怒惊厥；心脉瘀阻，心火亢旺所致之胸痹心痛、谵妄狂越等，皆属实证范围。一般谓"肝无虚证"，其斯之谓。当然，心肝之病亦有虚者。肝病之虚，必须与肾相联系。因乙癸同源。如肝肾阴虚、阳虚便是。心病之虚，要从气血进行分析。但从五脏虚实来论，心，肝之病要以实为主。下面列举心、肝常见的几种实证、急证，以辨其证候的轻重安危。

（1）中风昏厥 肝阳素旺，又因情志郁怒，肝失条达，肝气逆上，血随气逆，气血上壅，瘀阻清窍，引起突然昏倒，不省人事，牙关紧闭，两手握固，面红气粗，痰声如拉锯，口眼㖞斜，半身瘫痪等证。《内经》亦称"薄厥"、"大厥"。治宜潜镇降逆，镇肝熄风，开窍启闭。经过急救治疗，上逆之气复返下行，人事苏醒，可有生望。如果气血逆而不下，有升无降，一厥不复，预后不佳。中风昏厥亦有由实转虚，证见口张目合，气息微弱，两手撒开。应根据阴脱或阳脱，治以益气固脱，或回阳救逆。

（2）气厥 因忿郁恼怒，情激太过，而致肝阳暴张，阳亢气逆，上干清窍，引起突然昏倒，不省人事，面红气粗，口噤拳握，四肢厥冷，脉伏或沉弦等证。若昏厥时伴呕吐痰涎，喉有痰声，呼吸气促，为气升痰壅，痰气交阻，亦可称为痰厥。治宜平肝降逆，镇肝熄风，豁痰开窍。

（3）**暑厥**　暑热季节，久曝烈日之下，感受暑邪，暑热郁蒸，心火炽盛，内闭心包，上蒙清窍，引起头晕头痛，闷乱烦躁，面色潮红，继而卒仆，不省人事，或有谵妄，舌红而干，脉象洪大。治宜解暑生津，清心开窍。

（4）**热闭心包**　外感邪热，深入营血，热闭心包，引起高热昏迷，烦躁谵语，重则昏愦不语，或有斑疹，或有抽搐，舌质红绛，苔黄燥。治宜清心开窍，泄热护阴。

（5）**湿热痰蒙**　因湿热郁蒸，酿成痰浊，内闭心包，上蒙清窍。神昏的特点是神志呆滞，表情淡漠，时昏时醒，缠绵不解。身热不扬，午后热甚。兼有胸闷、恶心。治宜清热化湿，豁痰开窍。

（6）**热盛致痉**　邪热炽盛，肝经炽热，引动肝风，风火相煽，肝阴暗耗，筋脉被灼，风阳扰动，引起筋脉抽搐发痉，颈项强直，牙关紧闭，角弓反张。风阳上扰，内蒙心窍，而致神志昏愦。若"口张目瞪，昏昧无知"、"角弓反张，离席一掌"，病属难治。治宜清热止痉，凉肝熄风。

　2. **脾、肾为阴脏，主要表现虚证**

　　脾、肾为阴脏、柔脏。肾主先天，为封藏之本，阴阳水火之宅。脾主后天，为气血化生之源。故脾肾的病证，多表现阴阳气血化源不足，以虚证为多见，此其特征。所以，不论哪一脏腑的疾病，到了后期危重阶段，皆要累及脾肾，导致化源枯竭，阴阳虚脱，方能致死。如上述心、肝实证，为中风昏厥，湿热、暑病、痉病之昏迷、厥脱，均系由实转虚，由闭转脱，累及脾肾，导致阴阳衰竭。而肾为阴阳水火之宅，故皆须由肾辨证施治。下面略举数端。

　　（1）**亡阴**　温热病后期，常由温热久羁，耗阴劫液，肾阴枯涸，病陷危笃。或在疾病后期，发汗、吐泻过度，失血过多的情

37

况下发生。证见低热大汗，口燥咽干，精神萎顿，呼吸微弱，或神倦瘘疭，舌绛不鲜或干枯而萎，唇焦齿稿，脉细数无力。由于阴阳互根，阴液枯涸，阴损及阳，阳无所附，亦要随之散越。可急服生脉散和独参汤，以益气敛阴固脱，或服三甲复脉汤，益气滋阴，补血复脉。

（2）**亡阳** 亦多见于外感热病后期，疾病由实转虚，由阳转阴，或久病虚衰。或汗、呕、泻太过，失血过多，以致气无所附，阳气虚脱。病临垂危。证见面色苍白，四肢厥冷，恶寒踡卧，冷汗淋漓，神情淡漠，甚或昏迷，口开目合，手撒遗尿，舌淡而润，脉微欲绝。《伤寒论》谓："少阴病，恶寒，身踡而利，手足逆冷者，不治。"又谓："少阴病，四逆，恶寒而身踡，脉不至，不烦而躁者死。"治宜回阳救逆，温阳固脱。

（3）**阴阳俱脱** 病情最重，多属厥脱晚期。证见神志昏迷，目呆口张，瞳孔散大，气少息微，汗出如油，舌卷囊缩，二便失禁，六脉垂绝等。治宜补阳救阴。

（4）**喘息气脱** 亦多发生于外感病后期危重阶段，或久病肾肺之气衰竭，肾竭不纳，肺竭不敛。证见气脱暴喘，呼吸困难，紫绀。多见于痉病传变之危候。《素问·藏气法时论》谓："肺欲收，急食酸以收之。"治宜补肺敛肾，益气固脱。

（5）**气血亏虚** 脾胃为后天之本，气血生化之源。久病不愈，劳伤心脾，耗伤气血，血不上荣，可致眩晕时作，甚或眩仆，面色无华，口唇淡白，神疲乏力，心悸失眠，食少纳呆，舌淡红，脉微弱。治宜益气补血，健脾养心。

（6）**细审神志，辨别虚实** 凡实证，热毒炽盛，内陷心营，神志多为神昏谵语，循衣摸床，撮空理线；湿热酿痰，蒙蔽清窍，神志表现多为神志呆滞，时昏时醒，昏则谵语，醒则呆痴，呈似清似昧状态；胃燥热结，上扰心神，神志表现多为神昏谵语，烦躁明显；瘀热阻络，闭塞心窍，神志表现多为昏迷谵语，

38

如狂发狂。虚证昏迷，神志表现多为气微昏睡，呼之不应。

3. 肺病的虚实特征

肺病有虚有实。肺的实证，包括外感热证，肺胃燥实，以及痰浊壅肺所致之肺实咳喘。肺的虚证，一般要联系脾肾进行分析。肺为贮痰之器，脾为生痰之源，肾为生痰之根；肺不伤不咳，脾不伤不久咳，肾不伤不喘。故久咳不愈，老年痰喘，多表现肺、脾、肾三脏俱虚，其治也以调补三脏为主。

（三）五脏虚实决生死

五实死，五虚死。脉盛（邪气实于心），皮热（邪气实于肺），腹胀（邪气实于脾），前后不通（邪气实于肾），闷瞀（邪气实于肝），此谓五实。脉细（心气虚），皮寒（肺气虚），气少（肝气虚），泄利前后（肾气虚），饮食不入（脾气虚），此谓五虚。浆粥入胃，泄注止，则虚者活；身汗得后利，则实者活。

（上出《素问·玉机真藏论》）

五实死，是邪气盛，正气不支，故死。如果邪气虽盛，正气能支，邪正相搏，正能抗邪，亦不致于死。五虚死，是五脏之气衰竭，气虚至尽，故死。由此看出，生死的机转，主要决定于正气的胜衰。实证则邪有出路，正气能复，则实者可治。此即"身汗得后利"之义。虚证则饮食进，泄注止，精气得以补充，先、后天之气得以恢复，仍能转危为安。这就是虚补实泄的治疗意义。

腹胀、身热、脉大、是一逆也；（张景岳："身热脉大而加腹胀，表里之邪俱盛也，是为一逆。"）腹鸣而满，四肢清泄，其脉大，是二逆也；（张景岳："腹鸣而满，四肢清冷而兼后泄，阴证也，脉不宜大，而大者，脉证相反也，是为二逆。"）衄而不止，今脉反大，是三逆也；（阴血亏损，而脉反大，是虚证见实

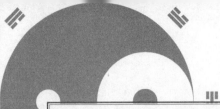

脉，正虚邪实，故为逆证之三）咳而溲血脱形，其脉小劲，是四逆也；（张景岳："咳而溲血脱形者，正气已衰，脉小而急者，邪气仍在，邪正不能相当，是为四逆。"）咳脱形，身热，脉小以疾，是谓五逆也。（张景岳："脱形身热，真阴已亏，而火犹不清也，其脉细小疾数，邪盛正衰之候，是为五逆。"）如是者，不过十五日而死矣。（张景岳："一节之更，时移气易，客强主弱，则不能胜，故不过十五日而死。"）

　　其腹大胀，四末清，脱形，泄甚，是一逆也；（张景岳："腹大胀者，最忌中虚，若见四肢清冷，而脱形泄甚者，脾元败而阳气去也，故为一逆。"）腹胀便血，其脉大，时绝，是二逆也；（张景岳："腹胀便血，阴病也；脉大时绝，孤阳将脱也，故为二逆。"）咳溲血，形肉脱，脉搏（脉搏击于指下失去和缓之象，真脏脉也），是三逆也；（张景岳："咳而溲血者，气血俱病，形肉脱者，败在脾，脉搏者，真藏也，败在胃气，故为三逆。"）呕血，胸满引背，脉小而疾，是四逆也；（马元台："呕血而胸满引背，脉固宜小，而小中带疾，虚而火盛也，非四逆而何。"）咳呕，腹胀且飧泄，其脉绝，是五逆也。（张景岳："上为咳呕，中为胀满，下为飧泄，三焦俱病，而脉至于绝者，有邪无正也，故为五逆。"）如是者，不有一时而死矣。（张景岳："不及一时，谓不能周一日之时也。"）

　　（上出《素问·玉机真藏论》）

　　按：上文所述十种逆证。总的来说，皆为在疾病过程中，邪正消长转化，表现出五脏之气衰微不足，正不胜邪的结果。其中，前五种逆证，是指脉证相逆而言。一般来说，脉证宜相符。阳证见阳脉，阴证见阴脉，实证见实脉，虚证见虚脉，此为顺，病易治。相反，若阴证见阳脉，阳证见阴脉，虚证见实脉，实证见虚脉，此为逆，是邪盛正虚，正不胜邪，病难治。如"腹胀，身热，脉大"、"腹鸣而满，四肢清泄，其脉大"、"衄而不止，脉大"等，皆为脉证相反，证虚脉实。因邪盛正虚，正气不支，病属难治，故为逆。

后五种逆证，主要是指气血交败，阴阳虚损，五脏化源衰竭，尤其表现为先后天之气虚损衰竭，所引起的病证，如四肢清冷、腹大胀、形肉脱、泄甚、呕血、便血、溲血等。至于文中所言之脉大、脉搏等，非是实脉，亦不表示邪实，而是阴虚阳脱，孤阳外越所出现的浮大中空之脉，或胃气衰竭所出现的坚搏无柔的真脏脉。

文中所说十五日而死和不及一时而死，应该灵活对待，不可拘泥。所谓死，乃是指预后不良之意。

（四）诊脏腑经俞之气变化决生死

1. 五脏经气竭绝

手太阴气绝，则皮毛焦。太阴者，行气温于皮毛者也。故气不荣则皮毛焦；皮毛焦则津液去皮节；津液去皮节者，则爪枯毛折。毛折者则毛先死。丙笃丁死，火胜金也。简注：手太阴之气主皮毛，是以太阴气绝则皮毛焦。手太阴主气，气主熏肤泽毛，故太阴者，行气温于皮毛者也。是以气不荣，则皮毛焦。津液随三焦出气以温肌肉，淖泽于骨节，润泽于皮毛，气不荣，则津液去皮节，津液去皮节，则爪枯毛折矣。毛先死者，手太阴之气先绝于外。丙笃丁死，肺脏之气死于内也。

手少阴气绝，则脉不通，脉不通，则血不流，血不流则髦色不泽。故其面黑如漆柴者，血先死。壬笃癸死，水胜火也。简注：心主心脉，故手少阴气绝，则脉不通，脉随气行者也。脉不通则血不流，血随脉气流行者也。夫心之合脉也，其荣色也，髦者血气之所生也，故血脉不流，则髦色不泽，面如漆柴。少阴气

上篇

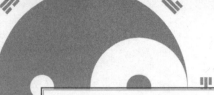

绝，则血先死，壬笃癸死，心脏之火气灭也。

足太阴气绝者，则脉不荣肌肉。唇舌者，肌肉之本也。脉不荣，则肌肉软；肌肉软，则肉萎人中满；人中满，则唇反；唇反者，肉先死。甲笃乙死，木胜土也。简注：足太阴之气生于脾，脾脏荣而外主肌肉，是以太阴气绝则脉不荣肌肉矣。脾开窍于口，主为卫使之迎粮，故唇舌为肌肉之本。脉不荣则肉萎唇反，太阴之气绝于外也。甲笃乙死，脾脏之气死于内也。

足少阴气绝则骨枯。少阴者，冬脉也，伏行而濡骨髓也。故骨不濡则肉不能著也；骨肉不相亲，则肉软却；肉软却，故齿长而垢，发无泽，发无泽者，骨先死。戊笃己死，土胜水也。简注：足少阴之气主骨，故气绝则骨枯。冬脉也，谓五脉之气合四时，而外濡于皮肉筋骨者也。夫豯骨属骨，肉本于骨也。故骨不濡，则肉不能著于骨，而骨肉不相亲矣。骨肉不相亲，则骨气外脱而齿长且垢矣。夫肾主藏精而化血。发者血之余也。发无泽者，肾脏之精气绝，而骨先死矣。

足厥阴气绝，则筋绝。厥阴者，肝脉也，肝者，筋之合也，筋者聚于阴器而脉络于舌本也。故脉弗荣则筋急，筋急则引舌与卵。故唇青、舌卷、卵缩，则筋先死。庚笃辛死，金胜木也。简注：足厥阴之气主筋，故气绝则筋绝。厥阴肝脉也。肝者筋之合，谓厥阴之气合于肝脉，肝脏之气合于筋也。聚于阴器者，筋气之会于宗筋也。筋聚于阴器而络于舌本，故脉不荣于筋，则筋急而舌卷、卵缩矣。厥阴气绝，则筋先死。庚笃辛死为金胜木，而肝脏之木气绝也。

五阴气俱绝则目系转，转则目运。目运者为志先死，志先死，则一日半死矣。简注：心系上系于目系，目系转者，心气将绝也。火之精为神，水之精为志。神生于精，火生于水，故志死而神先绝。所谓生则俱生急则俱死也。天一生水，地二生火，一日半者，一二日之间阴阳水火之气，终于天地始生之数也。

（上出《灵枢·经脉篇》）

按：脏腑与经络内外相通，脏腑之气的盛衰须借经络通达于外，反映于体表各组织器官。所以，五脏之气衰竭所表现的危候，亦主要通过经络与体表组织器官的证候特征进行分析。肺主皮毛，肺经之气衰竭表现的死候，则毛发先死："爪枯毛折"，毛发折断，此其特征。心主血脉，心经之气衰竭表现的死候，则"血先死"："毛发不泽"、"面黑如漆柴"，此其特征。脾主肌肉，脾经之气衰竭表现的死候，则"肉先死"："肌肉软"、"舌萎"、"唇反"等，此其特征。肾主骨生髓，其华在发，肾经之气衰竭表现的死候，则"骨先死"：骨枯髓减，"齿长而垢"、"发无泽"，此其特征。肝主筋，肝经之气衰竭表现的死候，则"筋先死"：筋脉拘急，"引舌与卵"，"唇青、舌卷、卵缩"等，此其特征。可见，脏腑经络之气死生候证，主要是通过体表组织——筋、骨、脉、肌、皮的病理反映进行分析，这是中医诊断学的理论特点。

2. 十二经脉之气络绝

太阳之脉，其终也戴眼、反折、瘛疭。其色白，绝汗乃出，出则死矣。

简注：太阳主筋，为诸阳主气。阳气者，柔则养筋。太阳之经气已绝，是以筋脉急而戴眼，反折，手足牵引也。手太阳主液。膀胱者，津液之所藏。绝汗者，津液外亡也。色白者亡血也，津液外脱，则血内亡矣。

少阳终者，耳聋，百节皆纵，目睘绝系。绝系，一日半死。其死也色先青白，乃死矣。

简注：少阳主骨，诸节皆属于骨。少阳气终，故百节皆纵。《内经·经脉篇》曰：少阳是主骨所生病者，诸节皆痛。手足少阳之脉，皆至目锐眦，终则牵引于目，故目如惊而斜视也。绝系，目系绝也。少阳属肾，肾藏志，系绝则志先绝，故一日半死也。

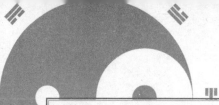

青者，甲木之气外脱也，白者，三焦之荣内亡也。夫阳生于阴，色生于气。是以六经之气终而先见于色。

阳明终者，口目动作。善惊妄言。色黄。其上下经盛，不仁则终矣。

简注：手足阳明之脉，皆侠口承目，故口目动作而牵引歪斜也。闻木音则惕然而惊，是阳明之善惊也；骂詈不避亲疏，是阳明之妄言也；色黄，阳明土气外脱也。上下经盛，胃气绝而无柔和之象也。荣卫者，中焦水谷所生，肌肤不仁者，荣卫之气绝也。

少阴终者，面黑，齿长而垢。腹胀闷，上下不通而终矣。

简注：心之华在面，面黑者水气上乘，火气灭而水气脱矣，齿长而垢，骨气泄也。腹胀闭而上下不通者，心肾水火之气并绝，而不能上下交通矣。

太阴终者，腹胀闭，不得息。善噫善呕。呕则逆，逆则面赤。不逆则上下不通。不通则面黑，皮毛焦而终矣。

简注：足太阴脉，入腹属脾，故为腹胀。手太阴脉，上膈属肺而主呼吸，故为不得息。胀满则升降难，不得息则气道滞，故为噫为呕。呕则气逆于上，故为面赤。不逆则否塞于中，故为上下不通。脾气败则无以制水，故黑色见于面。肺气败，则治节不行，故皮毛焦。

厥阴终者，中热嗌干，善溺、心烦，甚则舌卷，卵上缩而终矣。此十二经之所败也。

简注：手厥阴心胞之脉，起于膻中，故病中热心烦。足厥阴之脉主筋，循股入毛绕阴器，又布胁肋循喉咙，之后上和颃颡，又络舌本，故邪盛正绝则嗌干善溺，舌卷卵缩。以上所呈各证，皆是经气败绝邪气独存之象，故主死。

（上出《素问·诊要经终论》）

3. 诊俞穴决生死

岁木太过，风气流行，脾土受邪……冲阳绝者，死，不治。岁火太过，炎暑流行，肺金受邪……太渊绝者，死，不治。岁土太过，雨湿流行，肾水受邪……太溪绝者，死，不治。岁金太过，燥气流行，肝木受邪……太冲绝者，死，不治。岁水太过，寒气流行，邪害心火……神门绝者，死，不治。

（上出《素问·气交变大论》）

厥阴司天，风淫所胜……民病胃脘当心而痛，舌本强……病本于脾，冲阳绝，死，不治。少阴司天，热淫所胜……民病胸中烦热……病本于肺，尺泽绝，死，不治。太阴司天，湿淫所胜……饥不欲食，……病本于肾，太溪绝，死，不治。少阳司天，火淫所胜……民病……发热恶寒而疟，烦心胸中热……病本于肺，天府绝，死，不治。阳明司天，燥淫所胜……民病……嗌干面尘……病本于肝，太冲绝，死，不治。太阳司天，寒淫所胜……民病厥心痛……病本于心，神门绝，死，不治。

（上出《素问·至真要大论》）

按：上述诊察十二经俞穴，可以决断死生。《灵枢·九针十二原》谓："五藏有疾也，应出十二原，十二原各有所出，明知其原，睹其应，而知五藏之害矣。……凡此十二原者，主治六腑五脏之有疾者也。"上述俞穴，除原穴外，还有其它穴位，如尺泽（肺经的合穴）、天府等。而五脏原穴中，却又有大陵（手厥阴）、太白（足太阴）未提及，而所提及的是少阴的神门穴和足阳明的冲阳穴，可见总以临床动脉明显的实际情况为准。

4. 弹切足三阴脉之动止以决生死

《内经》有弹切足踝上五寸处，从其动象判断有无疾病或预测死生的方法。惜已失传，今特补出之。（据敦煌残卷P.3287补出）《素问·决生死论》云："以左手去足内踝上五寸，指微按之，以右手指当踝上微而弹之。其脉中气动应过五寸以上。蠕蠕

（读儒，虫行貌。谓其软滑而匀和也）然者，不病也；其气来疾，中手浑浑（浑，与"混"通用，谓混乱不清，为气盛太过）然者，病也；其气来徐徐（徐，缓也。缓慢之义，为气虚不及），上不能至五寸，弹之不应手者，死也；其肌肉充身也，气不去来者，亦死。"

具体方法是：以医生的左手在病人足踝以上至五寸处微按之（左右足均可），然后用右手的中指去弹踝部，因上部被按，下部经弹动，则平时平静难切的三阴经脉自当有所冲动。

判断：当这种冲动，在踝上五寸以上当不致不动，因被医生左手按压。如无病气足，仍应有不大不小的蠕蠕然波动。如果其动太过，大而疾数，或来势微而迟缓，此太过或不及之候，皆为病深已波及三阴经脉。如果其动极微而不能上及五寸处，或在被按的下部无脉波动，说明三阴经气将绝，则预后不良。

三、身形生死候证辨

（一）身形脏腑病证论

根据"有诸内必形诸外"的理论，中医对脏腑的认识，主要是通过对体表生理现象的观察，以"以表知里"的推理方法为基础，来窥测内在脏腑功能活动的实质。所以，它所研究的脏腑，包括了内脏的功能活动和内脏与体表组织器官的联系。在这种认识的基础上，以五行归类为方法，以五脏为中心，分别与体表组织器官、精神活动、四时气候相联系，从而形成五脏、五体、五官、五志、五时、五方、五气、五味的生理系统。所以中医对脏腑的理论，称为藏象学说。藏，指内在脏腑，并有藏的含义；象，指体表形态和表现于外的生理现象。顾名思义，中医脏腑理论的特点，是从整体观念出发而建立起来的理论系统。它认为脏腑的功能活动，不是孤立地进行，而是脏腑之间，脏腑与体表组织之间，有着本质性的、结构性的整体联系。脏腑与各个组织器官之间的有机联系的总和，构成了人体整体生命活动的过程。这就形成具有祖国医学理论特点的藏象学说。

以系统整体、归类联系的方法建立起来的脏腑理论，不但是中医生理学的基础，而且也是中医病理学的基础，有效地指导着临床实践。如肾主骨，其华在发。肾气的盛衰，正可以通过体表骨骼的强弱和发色的荣枯反映出来。肾精充足，则骨骼坚韧有力，发色润泽；肾精不足，骨软无力，发色枯晦而脱落。肾气衰竭，则"骨先死"，骨枯髓减，"齿长而垢"，"发无泽"。这正反映了现象与本质的联系。所以在临床上，见到腰脊不举、发枯易脱的病证，治疗必须从补肾入手。而肾气衰竭所表现的死候，亦必须从骨骼、发泽的变化得到判断。对其他各脏的生理、病理现象的观察和死生病候的辨别，也是根据身形和体表各组织器官的变化情况进行判断。这种以整体系统的方法为指导，从观察身形变化以推断内脏的生死机转的理论方法，反映了中医生理、病理和诊断学说的理论特点。

（二） 体质（形脏）与疾病生死论

体质，古称形脏。当机体遭受病邪侵袭后，由于体质不同，病邪随着体质的不同将发生不同的变化。这是使很多疾病产生始同终异，或开始不同，但到最后或在病变过程中，产生相类似的症状，并可采用相类似的方药来治愈的根本原因。这种情况，古人早有深刻的认识。在《黄帝内经》中把人分为阴人阳人、二十五人等体质。说明人的体质不仅有阴阳、虚实、燥湿、寒热的不同，性情也有"多喜"、"多怒"等差异。而体质和性情在很多疾病的发展变化中，起着支配的作用。它是发生"类化"的原因，是产生"类化"的条件。当病邪和体质的阴阳、寒热、燥湿出现一致性时，这就为病邪入里创造了条件，产生伤寒和温热病中的"直中"，病多危重；当病邪阴阳和体质阴阳不相一致时，邪气往往因人而化。这就是为什么同感邪气，往往疾病因人而异的道理所在。故《医宗金鉴》云："六经为病尽伤寒（广义），气（指邪气）同病异岂期然？推其形脏（体质与性情）原非一，因从类化故多端。明诸水火相胜义，化寒变热理何难？漫言变化千般状，不外阴阳表里间。"同时，由于体质刚柔禀赋的不同，还决定人之寿夭长短，示人知所调养。《内经》有关这方面的论述颇详，现经整理陈述如下：

1. 体质肥瘦与证治

疾病的发生发展和预后转归，与形之肥瘦、性格的勇怯有直接关系。因而在治疗上，亦必须根据这方面的情况，考虑治疗的原则。这说明治疗时不要孤立地看病，而要看到病人的整体，这就是因人而宜。

(1) 形之肥瘦 人之黑白肥瘦小长（五十以上为老，二十以上为壮，十八以下为少，六岁以下为小），各有数也。

年质壮大，血气充盈，肤革坚固，因加以邪，刺此者，深而留之；此肥人也，广肩腋项，肉薄厚皮而黑色，唇临临然，其血黑以浊，其气涩以迟，其为人也，贪于取与。刺此者，深而留之，多益其数也。

瘦人者，皮薄色少，肉廉廉然，薄唇轻言，其血清气滑，易脱于气，易损于血，刺此者，浅而疾之。

刺常人，视其黑白，各为调之；其端正敦厚者，其血气和调，刺此者无失常数也。

刺壮士真骨者，坚肉缓节，监监然。此人重则气涩血浊，刺此者，深而留之，多益其数；劲则气滑血清，刺此者，浅而疾之。（重，厚浊也。劲，跷捷也）

婴儿者，其肉脆血少气弱，刺此者以毫针，浅刺而疾发，日再可也。

（上出《灵枢·逆顺肥瘦篇》）

(2) 肥膏肉人 人之肥瘦大小寒温，与其气血多少，各有度也。何者？人有肥，有膏，有肉。䐃肉坚皮满者肥，䐃肉不坚皮缓者膏，皮肉不相离者肉。（此言三人形体也）膏者，其肉淖，而粗理者身寒，细理者身热。脂者，其肉坚，细理者热，粗理者寒。（此言寒热，是指其人本身气血之寒热，非发寒发热恶热之病也。凡人身皮肉之温，拊之各有轻重不同，是本于禀赋也）膏者多气而皮纵缓，故能纵腹垂腴；肉者身体容大；脂者其身收小。（此言肥瘦大小）膏者多气，多气者热，热者耐寒；肉者，多血则充形，充形则平；脂者，其血清，气滑少，故不能大。（此言气血多少）此别于众人者也。众人者，皮肉脂膏不能相加也，血与气不能相多，故其形不大不小，自称其身，命曰众人。故治者，必先别其三形，血之多少，气之清浊，而后调之，无失常经。是故膏人者纵腹垂腴，肉人者上下容大，脂人者虽脂不能大也。

（上出《灵枢·卫气失常篇》）

（3）形之勇怯　夫忍痛与不忍痛者，皮肤之厚薄，肌肉之坚脆，缓急之分也，非勇怯之谓也。故勇士之不忍痛者，见难则前，见痛则止；怯士之忍痛者，闻难则恐，遇痛不动。勇士之忍痛者，见难不恐，遇痛不动。怯士之不忍痛者，见难与痛，目转面盼，恐不能言，失气惊战，颜色变化，乍死乍生。夫勇士者，目深以固，长衡（当是冲字）直扬，三焦理横，其心端直，其肝大以坚，其胆满以傍（平声，充溢于外），怒则气盛而胸胀，肝举而胆横，眦裂而目扬，毛起而面苍，此勇士之所由然也。怯士者，目大而不减，阴阳相失，三焦理纵，𩩲𩨗短而小，肝系缓，其胆不满而纵，肠胃挺，胁下空，虽方大怒，气不能满其胸，肝肺虽举，气衰复下，故不能久怒，此怯士之所由然也。

（上出《灵枢·论勇》）

凡人之骨强筋弱肉缓皮肤厚者耐痛，其于针石之痛亦然，加以黑色而美骨者耐火焫矣。坚肉薄皮者，不耐针石火焫之痛也。人之病，同时而伤，或易已或难已者，其身多热者易已，多寒者难已也。伤科气滑血充者易复，气滞血少而湿多者每溃烂缠延。人之胜毒不胜毒者。胃厚色黑大骨及肥者皆胜毒。其瘦而薄胃者皆不胜毒也。胜毒者，有病可用大寒大热及诸毒药重剂也。

（上出《灵枢·论痛》）

2. 阴阳二十五人

体质学说，在近代医学界才将之作为一门新兴起的学科而引起重视。而在《内经》里早已把体质禀赋作为与疾病的发生演变和人之寿夭密切相关的重要因素，载入医籍。《内经》是根据阴阳五行学说的理论，将人的体质禀赋不同分为木、火、土、金、水五种类型。每一类型又根据五音的太少阴阳属性以及左右上下等再分作五种形体，这样就形成了五五二十五种类型的人。这二十五种类型的人，由于禀受本行之气有偏全之分，因而就构成形态特征、气血变化和性情方面的差异。这种体质禀赋的特异性，就会对疾病的发生与演变产生不同的影响。所以《内经》中体质学说所提示的理论原则，对指导临床实践有着非常重要的指导意义。现摘录有关经文，整理陈述如下：

(1) 阳人阴人 重阳之人，熇熇高高，言语善疾，举足善高，心肺之藏气有余，阳气滑盛而扬，故神动而气先行矣。

重阳之人而神不先行者，何也？曰：此人颇有阴者也。何以知其颇有阴也？曰：多阳者多喜，多阴者多怒，数怒而易解，故曰颇有阴。其阴阳之离合难，故其神不能先行也。（阳人血清而气滑，故喜怒即发而不留；阴人血浊而气滞，故神思不能自畅，随阴阳相激而多怒矣。《内经》曰：阴出之阳则怒。以是知人之性情，皆与气血相关也）

(2) 五态之人

1) 五人性情：天地之间，六合之内，不离于五，人亦应之，非徒一阴一阳而已也。故有太阴之人，少阴之人，太阳之人，少阳之人，阴阳和平之人。此五人者，其态不同，其筋骨气血各不等，其性情亦各异，诊治应有别也。

太阴之人，贪而不仁，下齐湛湛（自下而齐于众人，湛湛然深藏不露），好内（音纳）而不出，心和而不发，不务于时，动而后之（之，往也。此言先审于心而后行），此太阴之人也。

上篇

51

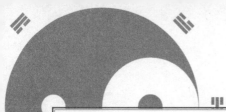

（太阴太阳，即前篇所谓阴人阳人也）

少阴之人，小贪而贼心，见人有亡，常若有得，（亡如丧官失财，此所谓幸灾乐祸也）好伤好害，见人有荣，乃反愠怒。心疾（狠也）而无恩，此少阴之人也。

太阳之人，居处于于，好言大事，无能而虚说，志发于四野，举措不顾是非，为事好常自用，事虽败而常无悔，此太阳之人也。

少阳之人，諟谛自贵，有小小官则高自宜，好为外交，而不内附，此少阳之人也。

阴阳和平之人，居处安静，无为惧惧。无为欣欣。婉然从物，或与不争，与时变化，尊则谦谦，谭而不治，是谓至治。（或与，谓人有所与也。谭而不治，谓议明事之义理，而不刻期其效也）

（上出《灵枢·通天》）

2）五人形态：夫五态之人，卒然新会，未知其行（行即前叙性情）也。何以别（别其形状）之？曰：众人之属，无如五态之人者，故五五二十五人，而五态之人不与焉。五态之人，尤不合于众者也。

太阴之人，其状黮黮然黑色，念然意下，临临然长大，腘然未偻（未偻，未至行而似伏之甚也），此太阴之人也。

少阴之人，其状清然窃然，固以阴贼，立而躁崄，行而似伏，此少阴之人也。（少阴形性之恶，甚于太阴者，以其禀气更驳也）

太阳之人，其状轩轩储储，反身折腘，此太阳之人也。

少阳之人，其状立则好仰，行则好摇，其两臂两肘则常出于背，此少阳之人也。

阴阳和平之人，其状委委然、随随然、颙颙然、愉愉然、暶暶然、豆豆然，众人皆曰君子，此阴阳和平之人也。（委、随，貌之谦也。颙、愉，容之和也。瞵、豆，视之审也）。

（上出《灵枢·通天》）

3）五人证治：古之善用针艾者，视人五态乃治之。（可见所叙三人、五人、二十五人等，均为施治之本，非徒托空言而已）

太阴之人，多阴而无阳，其阴血浊，其卫气涩，阴阳不和，缓筋而厚皮，不之疾泻，不能移之。

少阴之人，多阴少阳，小胃而大肠，六腑不调，其阳明脉小而太阳脉大，必审调之，其血易脱，其气易败也。

太阳之人，多阳而少阴，必谨调之，无脱其阴，而泻其阳，阳重脱者易狂，阴阳皆脱者，暴死不知人也。

少阳之人，多阳少阴，经小而络大，血在中而气外，实阴而虚阳，独泻其络脉，则强气脱而疾，中气不足，病不起也。（强气即人身之悍气，卫外者也。慓悍滑疾见开而出，故泻络即外脱而行疾）

阴阳和平之人，其阴阳之气和，血脉调，谨诊其阴阳，视其邪正，安容议，审有余不足，盛则泻之，虚则补之。

（上出《灵枢·通天》）

（3）二十五人 二十五人之形，其态不合于众也，而阴阳之人不与焉。血气之所生，别而以候，从外知内。先立五形，金木水火土，别其五色，异其五形之人，而二十五人具矣。

木形之人，比于上角，似于苍帝；其为人苍色，小头，长面，大肩背，直身，小手足，好有才，劳心少力，多忧，劳于事；能春夏不能秋冬，秋冬感而病生，足厥阴佗佗然。（禀木气最全的一型人，特征是柔美而安重）

大角之人，比于左足少阳，少阳之上遗遗然（逶迤而美长）。

左角（一曰少角）之人，比于右足少阳，少阳之下随随然（随和而顺从）。

53

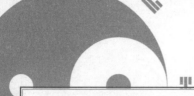

钛（音地）角（一曰右角）之人，比于右足少阳，少阳之上推推然（努力向前进取）。

判角之人，比于左足少阳，少阳之下括括然（正直而不阿）。

火形之人，比于上徵，似于赤帝；其为人赤色，广䏶锐面，小头，好肩背髀腹，小手足，行安地，疾心，行摇，肩背肉满，有气，轻财，少信，多虑，见事明，好颜，急心，不寿暴死；能春夏不能秋冬，秋冬感而病生，手少阴核核然。（疾心即急心，语意重出，或疾心指其心之狠也。此形是禀火气最全的一型人，特征是讲求实效，对事物认识很深刻）

质徵（一曰太征）之人，比于左手太阳，太阳之上肌肌然。（为人光明正大，明白事理）

少徵之人，比于右手太阳，太阳之下慆慆然（特征是多疑）。

右徵之人，比于右手太阳，太阳之上鲛鲛（一作熊熊）然（勇猛而不甘落后）。

质判（一曰质徵）之人，比于左手太阳，太阳之下支支颐颐然（乐观而少忧愁烦恼）。

土形之人，比于上宫，似于上古黄帝；其为人黄色，圆面。大头，美肩背，大腹，美股胫，小手足，多肉，上下相称，行安地，举足浮，安心，好利人，不喜权势，善附人也；能秋冬不能春夏，春夏感而病生，足太阴敦敦然（即禀土气最全的一类型人，特征是诚恳而忠厚）。

太宫之人，比于左足阳明，阳明之上婉婉然（平和而柔顺）。

加宫之人（一曰众之人），比于左足阳明，阳明之下坎坎然（神情喜悦快活）。

少宫之人，比于右足阳明，阳明之上枢枢然（圆滑应变）。

左宫之人，比于右足阳明，阳明之下兀兀然（神情表现兀兀然而独立不动）。

金形之人，比于上商，似于白帝；其为人白色，方面，小头，小肩背，小腹，小手足，如骨发，踵外骨轻，身清廉，急心，静悍，善为吏；耐秋冬不能春夏，春夏感而病生，手太阴敦敦然。（敦，断也，斩截之义，非敦厚也。是禀金气最全的人，特点是刻薄寡恩）。

钛商之人，比于左手阳明，阳明之上廉廉然（廉洁自守）。

右商之人，比于左手阳明，阳明之下脱脱然（美俊而潇洒）。

左商之人，比于右手阳明，阳明之上监监然（善于明察是非）。

少商之人，比于右手阳明，阳明之下严严然（有威严而庄重）。

水形之人，比于上羽，似于黑帝；其为人黑色，面不平，大头，廉颐，小肩，大腹，动手足，发行摇身，下尻长，背延延然，不敬畏，善欺绐人，戮死；能秋冬不能春夏，春夏感而病生，足少阴汗汗（汗，濡润貌）然（这是禀水气最全的人，特征是人格卑下）。

太羽之人，比于右足太阳，太阳之上颊颊然（神情洋洋自得）。

小羽之人，比于左足太阳，太阳之下纡纡然（心情经常郁闷不舒）。

众之为人（一作加之人），比于右足太阳，太阳之下洁洁然（很文静，像水一样清澈）。

桎之为人，比于左足太阳，太阳之上安安然（很安定）。

是故五形之人，二十五变者，众之所以相欺（相欺，难辨）者也。如得其形，不得其色，或形胜色，或色胜形者，至其胜时年加，感则病，行失则忧矣。（感于邪则为病，若行事有失者，必有忧患之祸也）形色相得，富贵大乐也。（对上忧字说，其无病不待言矣）其形时相胜之时年加者，凡年忌，下上之人（统二十五人言），大忌常加，七岁、十六岁、二十五岁、三十四岁、四十三岁、五十二岁、六十一岁，皆人之大忌，不可不自安也。感则病，行失则忧矣。当此之时，无为奸事（即行失也），是为年忌。

（上出《灵枢·阴阳二十五人》）

按：以上所言，是根据形体特征和意识形态，将五形之人又分为二十五种不同类型。每一形之中有一种禀本气最全的，还有四种是得本气之偏的。就临床所见，疾病的发生与演变，确与体质因素有密切关系。另外，上文又提出年忌的问题。即按五行相克的规律，形体的五行属性克肤色的五行属性，或肤色的五行属性克形体的五行属性，即发生形胜色或色胜形的形色不相称的反常现象，而这时又值其胜时年加，如木形金色，是色胜形，而又行金运之年；木形土色，是形胜色，而又行木运之年。形色相胜之时，而又值年忌相加，这样的年龄，易于患病。形色不相称之时的年加，即从七岁开始，以后依次相加九岁，即十六岁、二十五岁、三十四岁、四十三岁、五十二岁、六十一岁。这些年龄，都是人的大忌之年。凡此之年，必须善为调养，"无为奸事"。这就是年忌。有关年忌的推断方法，今后要结合临床探讨其实用价值。

3. 形之寿夭

形有缓急，气有盛衰，骨有大小，肉有坚脆，皮有厚薄，以立寿夭。故形与气相任则寿，不相任则夭；皮与肉相裹则寿，不相裹则夭；血气经络胜形则寿，不胜形则夭。故平人而气胜形者寿；病而形肉脱，气胜形者死，形胜气者危矣。何谓形之缓急也？曰：形充而皮肉缓者则寿；形充而皮肉急者则夭；形充而脉坚大者顺也；形充而脉小以弱者气衰，气衰则危矣；若形充而颧不起者骨小，骨小则夭矣；形充而大肉䐃坚而有分（有分谓有纵纹。即所谓皮肉缓）者肉坚，肉坚则寿矣；形充而大肉无分理不坚者肉脆，肉脆则夭矣。此天之生命，所以立形定气而视寿夭者也。必明乎此，而后可以临病人，决死生。故瘤基卑高，不及其地者，不满三十而死；其有因而加病者，不及二十而死也。

（上出《灵枢·寿夭刚柔》）

人之寿百岁而死者，使道隧以长，基墙高以方，通调荣卫，三部三里起，骨高肉满，百岁乃得终也。故人生十岁，五脏始定。血气已通，其气在下，故好走；二十岁，血气始盛，肌肉方长，故好趋；三十岁，五脏大定，肌肉坚固、血脉盛满，故好步；四十岁，五脏六腑十二经脉皆大盛以平定，腠理始疏，荣华颓落，发颇斑白，平盛不摇，故好坐；五十岁，肝气始衰，肝叶始薄，胆汁始减，目始不明；六十岁，心气始衰，苦忧悲，血气懈惰，故好卧；七十岁，脾气虚，皮肤枯；八十岁，肺气衰，魄离，故言善误；九十岁，肾气焦，四脏经脉空虚；百岁，五脏皆虚，神气皆去，形骸独居而终矣。其不能终寿而死者，五脏皆不坚，使道不长，空（音孔）外以张，喘息暴疾，又卑基墙，薄脉少血，其肉不实，数中风寒，血气虚，脉不通，真邪相攻，乱而相引，故中寿而尽也。

（上出《灵枢·天年》）

（三）察身形各组织器官改变决生死

身形包括毛发、耳、目、鼻、口唇、齿、爪、骨肉等组织器官。身形与内在脏腑之间，存在着本质性的、结构性的整体联系。"有诸内必形诸外"。因此，观察身形各组织器官所表现的生理、病理现象，就可以测知脏腑病变的生死安危。这体现了中医诊断学从整体观念出发的理论特点。下面摘录《内经》和后世医家有关这方面的论述，经整理陈述如下：

1. 毛发（包括眉、鼻、须、鬓、阴、腋诸毛）

（1）论毛发荣枯多少与六经气血盛衰多少的关系　足阳明之

上，血气盛则髯美长，血气少则髯短，气少血多则有髯少，血气皆少则无髯，两吻多画。（如宦者相）

足阳明之下，血气盛则下毛美长至胸，血多气少则下毛美短至脐。行则善高举足，足指少肉，足善寒；血少气多则肉而善瘃（瘃者破裂）；血气皆少则无毛，有则稀，枯悴，善痿厥足痹。（痿厥，痿厥并病，后世所称类中风者是也。）

足少阳之上，气血盛则通髯（通髯，髯与发通，俗名兜腮）美长，血多气少则通髯美短，血少气多则少髯，血气皆少则无髯，感于寒湿则善痹骨痛、爪枯也。

足少阳之下，血气盛则胫毛美长，外踝肥；血多气少则胫毛美短，外踝皮坚而厚；血少气多则胫毛少，外踝皮薄而软；血气皆少则无毛，外踝瘦无肉。

足太阳之上，血气盛则美眉，眉有毫毛（毫即豪字，毛中独长出者），血多气少则恶眉，面多少理；（多少言其多也）血少气多则面多肉；血气和则美色。（心主血脉，其华在面，此虽系足太阳，而曰血气和，则心气和亦可知矣。）

足太阳之下，血气盛则跟肉满，踵坚；气少血多则瘦，跟空；血气皆少则喜转筋，踵下痛。

美眉者，足太阳之脉血气多；恶眉者，血气少。其肥而泽者，血气有余；肥而不泽者，气有余血不足；瘦而无泽者，血气俱不足。

手阳明之上，血气盛则髭美，血少气多则髭恶，血气皆少则无髭。

手阳明之下，血气盛则腋下毛美，手鱼肉以温，血气皆少则手瘦以寒。

手少阳之上，血气盛则眉美以长，耳色美；血气皆少则耳焦恶色。

手少阳之下，血气盛则手卷多肉以温，血气皆少则寒以瘦，气少血多则瘦以多脉。（脉即经络，蓝色隐见皮肤下者。）

手太阳之上，血气盛则口多髭，面多肉以平；血气皆少则面瘦恶色。（上，指诸经之行头面者，下，指其行手足者。）

美眉者太阳多血，通髯极髭者少阳多血，美髭者阳明多血。（上出《灵枢·阴阳二十五人》）

(2) 察毛发荣枯以决断死生 肺主一身之皮毛。肾合三焦膀胱。三焦膀胱者，腠理毫毛是其外应。

手太阳者，行气而温于皮毛者也。故气绝则不荣皮毛，皮毛焦则津液去，皮节爪枯毛折。

手少阴气绝则脉不通，脉不通则血不流，血不流则毛色不泽。

肾者，其华在发。故男子八岁肾气实，齿更发长；五八肾气衰，发坠齿枯。

足少阴者，伏行而濡骨髓者也。气绝则骨不濡，肉不能著也。故碑肾不健者，齿长而垢，发无泽。

五脏色败，毛悴色夭者，死于脏气所不胜之时也。

（上出《内经》各篇）

发者血之余，心与小肠主血；故小肠绝者，发干直如麻，不得曲伸。小儿病，其头毛皆上逆者，死；其发枯黄作穗者，心肾血气俱不足也。

（上出《脉经》）

平人眉忽生一长毫，异于众毛，拔之三五日复生者，胆中血热也；在小儿必生急风。《脉经》曰：胆绝眉为之倾。

平人鼻中忽生一长毫，粗硬颇甚，肺中血热也。若拔之，三五日即复生，久不治。凡喉蛾、痣、疔等证，察有赤发者，慎拔。

发通五脏，而尤切于心肾。故病瘟疫热毒，及服毒药，以及饮酒大醉者，以冷水浸其发，则易醒。

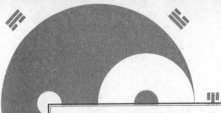

（以上参照后世各医家）

2. 诊耳

肾气通于耳，肾和则耳能知五音矣。又心开窍于耳，耳藏精于心。耳轮焦枯如受尘垢者，病在骨。

（上出《内经》）

少阳之经入于耳，故伤寒以耳聋时眩欲呕脉弦者，为少阳经病，是热郁津耗，是三焦气结不升降也，主生。

凡耳轮红润者生，或黄、或白、或黑、或青而枯燥者，死。薄而白，薄而黑，皆为肾败。凡耳聋，耳中痛，皆属少阳之热，虽甚剧而为可治；若耳聋、舌卷、唇青、皆属厥阴，为难治也。

（以上参照后世诸医家）

3. 诊鼻

肾乘心，心先病，肾为应，色皆如是。男子色（以黑色言）在于面王（即鼻尖）为首腹痛（首腹，大腹），下为卵痛，其圆直为茎痛，高为本，下为首，狐疝癀阴之属也。女子色在于面王，为膀胱子处之病，散为痛，搏为聚，方圆左右，各如其色形；其随而下至胝（谓其色连人中），为淫（谓伤中淋露也）；有润如膏状（谓鼻准色黑光浮而明如涂膏者），为暴食不洁（暴食即出不洁，仓公所谓迥风）；其色赤大如榆荚，在面王，为不月。

（上出《灵枢·五色》）

鼻头色青，腹中痛，苦冷者，死。鼻头色微黑者，有水气；色黄者，胸上有寒；色白者，亡血也。设微赤非时者死，其目正圆者，痉不治。又色青为痛，色黑为劳，色赤为风，色黄者便难，色鲜明者有留饮。（上出张仲景）

黄色见于鼻，干燥如土埒之形，为脾气绝，主死；若如桂花，杂以黑晕，只是脾病，饮食不快，四肢怠堕。

鼻头色黑而枯燥者，房劳；黑黄而亮者，有瘀血；赤为肺热。鼻孔干燥，目瞑，漱水不咽者，欲衄也。鼻孔黑如烟煤而燥者，阳毒也；鼻孔煽张者，肺绝也；但煤黑而不煽不喘者，燥热结于大肠也；黄黑枯槁，为脾火津涸，大便燥结鼻塞浊涕者，风热也。鼻孔冷滑而黑者，阴毒也。鼻头汗出如珠，为心脾痛极。

（上出张石顽《医通》）

4. 人中

足太阴气绝，则脉不荣肌肉，舌萎，人中满。人中满则唇反，肉先死也。甲笃乙死。（上出《内经》）

病人鼻下平者，胃病也；微赤者，病发痈；微黑者，有热；青者，有寒；白者，不治。凡急痛暴厥，人中青者为血实，宜决之，刺之。（上出《脉经》）

凡中风，鼻下赤黑相兼，吐沫而身直者，七日死。

人中内应脾胃，下应膀胱子户。凡人胃中与前阴，病湿热腐烂，或瘀血凝积作痛者，往往人中见赤颗小粟疮，或常见黑斑，如烟煤晦暗者，知其气络有相应也。

下痢，脐下忽大痛，人中黑色者死。此寒中于命门而胞中之血死也。（上出丹溪）

5. 口唇

脾之华在唇四白，其五色之诊与面色同，而唇皮薄色显，尤为易见，其专诊列下：

唇色青黄赤白黑者，病在肌肉。（上出《内经》）

唇焦干燥烈为脾热，唇赤重为胃湿热，鲜红为火盛，淡白为气虚，淡而四绕起白晕为亡血，青黑为寒为血死。（上出张石顽《医通》）

唇黑者，胃先病，微燥而渴者可治，不渴者不可治，渴为津耗为滞，不渴为气脱血死也。

唇下有疮如粟名狐，虫蚀其肛。唇上内有疮如粟名惑，虫蚀其藏。（凡腹痛喜渴，面有白斑如钱大，或唇色淡白而中有红点者，其为肠胃有虫无疑）

唇吻反青，四肢漐习者，肝绝。环口青黧，柔汗发黄者，脾绝。鼻黑唇肿者，肺败。厥而唇青肢冷者，为入藏即死。（上出张仲景）

凡下痢病剧而唇如砑红者死。（上出朱丹溪）

凡口唇，关手足阳明肠胃二经，又关手足太阴脾肺二脏。故验唇色红润，里未有热，但宜辛温散表；唇色枯干，里已有热，宜清里；唇色焦黑，烦渴消水，里热已极，当用凉膈散等，又有谵语发狂，唇色干焦，服寒凉而热不减，此食滞中焦，胃气蕴蓄，发黄发热，是以服寒凉则食滞不消，用辛散则又助里热，宜以保和散冲竹沥、萝菔汁或栀子汤豆豉加枳实治之。上唇，属肺与大肠，若焦而消渴饮水，热在上，主肺；若焦而不消渴饮水，热在下，主大肠有燥粪。下唇，属脾与胃，若焦而消渴饮水，热在阳明胃；若焦而不消渴饮水，热在太阴脾。夫里热唇焦，食滞唇焦，积热伏于血分而唇焦，惟以渴不渴、消水不消水别之。又有食滞已久，蒸酿发热，亦能作渴消水，又当参以脉象。若脉滑大不数，食未蒸热，口亦不渴；若滑大沉数，食已蒸热，口亦作渴。故凡谵语发狂，脉滑不数，渴不消水者，亦以食滞治之；若以寒凉抑遏，则谵狂益盛，甚且口噤不语也。（上出秦皇士《伤寒大白》）

项肿如匏，按之热痛，目赤如血；而足冷便泄，人事清明，六脉细数，右手尤软略按即空。沈尧封曰：此虚阳上攻也。唇上黑痕一条，如干焦状，舌苔白如傅粉，舌尖亦白不赤，是皆虚寒确据。况便泻足冷脉濡，断非风火。若是风火，必痞闷烦热，燥渴不安，岂有外肿如此而内里安贴如平人者乎？

此即喻氏浊阴从胸上入，即咽喉肿痹，舌胀晴突，从背上入，即颈项粗大，头项若冰，浑身青紫而死之类也。末句辨证，尤为精切不易。最眩人者，在热痛目赤。若非此者，虽足冷便泻脉濡而空，犹未能决为真寒也。

凡口唇焦干为脾热，焦而红者吉，焦而黑者凶。唇口俱赤肿者，热甚也，唇口俱青黑者，冷极也。口苦者，胆热也，口中甜者，脾热也。口燥咽干者，肾热也。舌干口燥而欲饮水者，阳明之热也。口噤难言者，痉风也。凡上唇有疮，为狐虫食其脏，下唇有疮，为惑虫食其肛也。若唇青舌卷，唇吻反青，环口黧黑，口张气直，口如鱼口，口唇颤摇不止，气出不返，皆不治也。

（以上参照诸医家）

6. 牙齿

热病，肾绝，齿黄落，色如熟小豆，或齿忽变黑者死。久病，龈肉软却，齿长而垢或齿光无垢者死。（此所谓大骨枯槁也）口开，前板齿燥者，伤暑也。（上出《脉经》）

齿龂无色，舌上尽白，唇里有疮者，是狐惑也。（上出巢元方）

温热病，看舌之后，亦须验齿。齿为肾之余，龈为胃之络；热邪不燥胃津，必耗肾液；且二经之血，皆走其地，病深动血，结瓣于上。阳血者，色必紫，紫如干漆；阴血者，色必黄，黄如酱瓣。阳血若见安胃为主；阴血若见，救肾为要。然豆瓣色者多险，若证还不逆者尚可治，否则难为矣。何以故耶？盖阴下竭，阳上厥也。齿若光燥如石者，胃热甚也；若无汗恶寒，卫偏胜也，辛凉泄卫透汗为要。若如枯骨色者，肾液枯也。若上半截（靠根半截）润，水不上承，心火上炎也，急急清心救水，俟枯处转润为妥。此必充发水中真气，方能有效，非仅甘润凉降所能为也。

若咬牙啮齿者，湿热化风痉病；但咬牙者，胃热气走其络也。若咬牙而脉证皆衰者，胃虚无谷以内荣，亦咬牙也。何以故耶？虚则喜实也。舌本不缩而硬，而牙关咬定难开者，此非风痰阻络，即欲作痉证，用酸物擦之即开，木来泄土故也。（风能化燥，酸即生津）

若齿垢如灰糕样者，胃气无权，津亡，湿浊用事，多死。而初病齿缝流清血，痛者，胃火冲激也；不痛者，龙火内燔也。（总是悍气窜入血道）齿焦无垢者，死；齿焦有垢者，肾热胃刼也，当微下之，或玉女煎清胃救肾可也。（上出《温热论》）

齿根于冲督之脉，故小儿齿出迟者，以鹿茸肉苁蓉服之。凡小儿齿出偏斜稀疏者，阳明本气不足也。齿色枯白者，血虚也。齿色黄黯或带黑或片片脱下者，面色青黄，此腹中有久冷积，太阳阳明之阳气受困，累及于冲督也。落齿后久不出者，肾与督虚也，必重以鹿茸加补冲督药，否则出必偏斜稀疏，甚者不久复碎落也。俗每以为血热，殊不知是虚冷久积，血不流通，内蓄虚火也。若有虫者是湿热，亦因胃有积滞。若不虚冷，则面色自红润，不惨黯也。

7. 爪甲

肝之华在爪，爪为筋之余。

肝热者，色苍而爪枯。肝绝者，爪甲青而怒骂不休。手足爪甲青黑者，是为死证。

肝应爪，爪厚色黄者（色谓爪下血色），胆厚；爪薄色红者，胆薄；爪坚色青者，胆急；爪濡色赤者，胆缓；爪直色白无约者，胆直；爪恶色黑多纹者，胆结也。

身黄、目黄、爪甲黄者，疸也；爪甲青者，厥也。

手太阴气绝，爪枯毛折。

（上出《内经》、《脉经》）

又用指按病人指甲，以测病情吉凶：如按之白，放之回红，虽久病可治；放之而红仍不复，虽新病亦凶。

8. 尺肤、肘臂掌脐

审其尺之缓急大小滑涩，肉之坚脆，而病形定矣。

尺肤滑以淖泽者，风也；尺肉弱者，解㑊；安卧脱肉者，寒热不治。

尺肤粗如枯鱼之鳞者，水洗饮也；尺肤热甚，脉盛躁者，病温也；其脉盛而滑者，汗且出也。人一呼脉三动，一吸脉三动，而躁，尺热，曰病温；尺不热，脉滑，曰病风；脉涩，曰痹。

尺涩脉滑，谓之多汗；（滑者阴气有余，为多汗而身寒）脉粗尺常热者，谓之热中。（脉粗大者，阴不足，阳有余，为热中也）

肘所独热者，腰以上热；手所独热者，腰以下热；肘前独热者，膺前热；肘后独热者，肩背热，臂中独热者，腰腹热；肘后粗以下三四寸热者，肠中有虫；掌中热者，腹中热；（《难经》以掌中热而腕，为心病）掌中寒者，腹中寒。尺炬然热，人迎大者，当夺血；（人迎指喉脉言，谓此象将必夺血也）尺坚大，脉小甚，少气，色白，恍有加，立死。

胃中热，则消谷，令人悬心善饥；脐以上皮热，肠中热，则出黄如糜；脐以下皮热，胃中寒，则腹胀；肠中寒，则肠鸣，飧泄；胃中寒，肠中热，则胀而且泄；胃中热，肠中寒，则病饥，小腹痛胀。

（上出《内经》）

9. 鱼际

病人大肉已落，为不可救药，盖以周身肌肉，瘦削殆尽也。余每以两手大指次指后（即鱼际），验大肉之落与不落，以断病之生死，百不失一。病人虽骨瘦如柴，验其鱼际，有肉隆起者，病纵重，可医；若他处肌肉尚丰，验其鱼际，无肉隆起，而反见平陷者，病即不治矣。周慎斋三书云：久病形瘦，若长肌肉，须从内眦眼下胞长起，以此属阳明胃，胃主肌肉故也。此言久瘦渐复之机也，不可不知。

目眶为足阳明所系，极与大肉相关。惟下利，专泄胃气，其目眶虽陷，而面色神光未改者，不足为虑。若壮年无病，目眶忽陷，久而不复；咳嗽带红，而目眶常陷；诸病饮食倍增，身面加

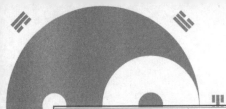

肥，而目眶独陷，皆脾真暗败之先征。即面色神光未改，且觉难于挽回；补救及时，方药针对，仅可徼悻百一。若加见山根黯惨，两角无光，死期速矣。再瘦人与高年，目眶虽陷而无虑者，盖陷之形有不同也。胞皮宽纵，眶骨不至削如锋刃者，是乃常见之事；若胞皮吸入骨里凹成深坑，得不谓之非常之变乎？

10. 骨肉

大骨枯槁，大肉陷下，胸中气满，喘息不便，其气动形，期六月死；真脏脉见，予之期日。（肺绝）

大骨枯槁，大肉陷下，胸中气满，喘息不便，内痛引肩项，期一月死；真脏见，乃予之期日。（心绝）

大骨枯槁，大肉陷下，胸中气满，喘息不便，内痛引肩项，身热脱肉破䐃，真脏见，十日之内死。（脾绝）

大骨枯槁，大肉陷下，骨髓内消，动作益衰，真脏未见，期一岁，见其真脏，乃予之期日。（肾绝）

大骨枯槁，大肉陷下，胸中气满，腹内痛，心中不便，引肩项，身热破䐃脱肉，目眶陷，真脏见，目不见人，立死；见其人者，至其所不胜之时则死。（肝绝）

急虚身中，卒至五脏闭绝，脉道不通，气不往来，比于堕溺，不可为期。其脉绝不来，若一息五六至，其形肉虽不脱，真脏虽不见，犹死也。

（上出《内经》）

一呼三至，至一呼六至者，（此一动一至之例也）此至之脉也。一呼一至，至四呼一至者，此损之脉也。至脉从下上，损脉从上下。（上下即内外也。吴师朗谓虚损有外感内伤两大端，即此义）一损损于皮毛，皮聚而毛落；二损损于血脉，血脉虚少，不能荣于五脏六腑也；三损损于肌肉，肌肉消瘦，饮食不为肌肤；四损损于筋，筋缓不能自收持；五损损于骨，骨痿不能起于床。反此者，至之为病也。从上下者，骨痿不能起于床者死；从

下上者，皮聚而毛落者死。（《灵枢·本脏篇》叙五脏内伤，均以毛悴色夭为死证，即此义）（《难经》）

凡患脚气诸风，其人本黑瘦者易治，肥大肉厚赤白者难愈；黑人耐风湿，赤白不耐风湿也。瘦人肉硬，肥人肉软，肉软则受疾至深矣。（《千金方》）

此论其人之本肥本瘦也，故与上文因病变肥变瘦者不同。肥人肉淖理疏，邪气易于深入，而痰多气滞，又难于出，故难治也。凡痛疽痿痹者，俱当依此例诊之。

肥人多中风，以形厚气虚难以周流，气滞痰生，痰积生火，故暴厥也。瘦人阴虚，血液衰少，相火易亢，故多痨嗽。

11. 察身

凡病人身轻自能转侧者，易治；若身体沉重，不能转侧者，则难治也。盖阴证则身重，必足冷而踡卧，恶人常好向壁卧。闭目不欲向明，懒见人也。又阴毒身如被杖之疼，身重如山而不能转侧也。又中湿风湿，皆主身重疼痛，不可转侧，要当辨之。大抵阳证身轻而手足和煖，开目而欲见人，为可治；若头重视身此天柱骨倒而元气惫，难治。

形盛脉细，少气不足以息者危。形瘦脉大，胸中多气者死，形气相得者生（平人气胜形者寿，病而形肉脱，气胜形者死，形胜气者危）目眶内陷者死。皮肤著（入声，枯也）者死。脱肉，身不去者死。形肉已脱，九候虽调，犹死。若夫急虚身中，比如堕溺，不可为期，其形肉虽不脱，犹死也。（病而气胜形者，喘急低昂，拍肩撼胸）

形弱气虚，死。形气有余，脉气不足，死。脉气有余，形气不足，生。

（上出《内经》）

形气不足，病气有余，是邪胜也，急当泻之。形气有余，病气不足，急当补之。形气不足，病气不足，此阴阳俱不足也，不

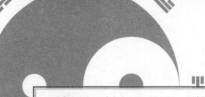

可刺之；刺之重不足，则阴阳俱竭，血气皆尽，五脏空虚，筋骨髓枯，老者灭绝，壮者不复矣。形气有余，病气有余，此阴阳俱有余也，急泻其邪，调其虚实。李东垣曰：病来潮作之时，病气精神增添者，是为病气有余，乃邪气胜也，急泻之。病来潮作之时，神气困弱者，为病气不足，乃真气不足也，急补之。不问形气有余不足，只从病气上分别补泻。形谓皮肉筋骨血脉也，气谓口鼻气息也。（参照李东垣《内外伤辨》）

12. 目睛

十二经脉，三百六十五络，其血气皆上于面，而走空窍。其精阳气，上走于目而为睛。

凡病虽剧，而两眼有神，顾盼灵活者吉，以目为五脏十二经之精气所发见也。

五脏六腑之精气，皆上注于目，而为之精。精之窠为眼，骨之精为瞳子，筋之精为黑眼，血之精为络，其窠气之精为白眼，肌肉之精为约束，裹撷筋骨血气之精，而与脉并为系，上属于脑，后出于项中。故邪中于项，因逢其身之虚，其入深，则随眼系以入于脑，入脑则脑转，脑转则引目系急，目系急则目眩以转矣，邪中其精，其精不相比也则精散，精散则视歧，视歧见两物。目者五脏六腑之精也，营卫魂魄之所常营也，神气之所生也。故神劳则魂魄散，志意乱。是故瞳子黑眼法于阴，白眼赤脉法于阳也，故阴阳合传而睛明也。目者心之使也，心者神之舍也，故神精乱而不转，卒然见非常处，精神魂魄散不相得，故曰惑也。

太阳之脉，其终也，戴眼；少阳终也，耳聋，目睘绝系；阳明终者，口目动作。五阴气俱绝则目系转，转则目运，目运者死。目正圆者痉，不治。

精明者，所以视万物，别黑白，审短长；以长为短，以白为黑，如是则精衰矣。（骨槁肉脱，气喘目陷，目不见人，即死；

能见人，至其所不胜之时而死）

肾脉微滑为骨痿，坐不能起，起则目无所见。（《千金方》曰：人有风疹，必多眼昏，先攻其风，其暗自愈）

阳气者，烦劳则张，精绝，辟积于夏，使人煎厥，目盲不可视，耳闭不可听。（气脱者目不明，脱阴者目盲，热病目不明者死。髓海不足，脑转耳鸣胫痠，目无所见也）

诊寒热瘰疬，有赤脉上下贯瞳子，见赤脉，一岁死；见一脉半，一岁半死；见二脉，二岁死；见二脉半，二岁半死；见三脉，三岁死。见赤脉。不上下贯瞳子者，可治也。

诊痈疽，白眼青，黑眼小者，逆不治。

（上出《内经》）

肝开窍于目。燥病则目光炯炯，湿病则目光昏蒙；燥甚则目无泪而干涩，湿胜则目珠黄而眦烂，或眼胞肿如卧蚕。目有眵有泪，精采内含者，为有神气；无眵无泪，白珠色蓝，乌珠色滞，精采内夺，及浮光外露，皆为无神。凡病开目欲见人者为阳，闭目不欲见人者为阴。目能识人者轻，昏瞀不识人者危。其直视斜视上视下视，目睛微定，移时稍动者，有因痰闭使然，又不可竟谓之不治也。（《医原》）

白轮变赤，火乘肺也；肉轮赤肿，火乘脾也；黑水神光被翳，火乘肝与肾也；赤脉贯目，火自盛也。凡目暴赤肿起，羞明隐涩，泪出不止，暴翳目蒙，皆火热所为也。主生。（张子和）

勇视而睛转者，风也；直视不转睛者，肝绝也；黑珠纯黄，凶证也；白珠色青，肝风侮肺也；淡黄色，脾有积滞也；老黄色，乃肺受湿热，疸证也。瞳子属肾，无光采，又兼发黄，肾气虚也。（黑珠变黄，肾水为脾土所克，若湿热新病，犹有可治；久病身重，不能转侧，无论湿寒湿热，均难措手）（张石顽）

咳而上气，此为肺胀，其人喘，目如脱状，脉浮大者生，越婢汤主之。而欲见人者，阳证也；闭目而不欲见人者，阴证也。

凡目中不了了，睛不和，热甚于内也。凡目疼痛者，属阳阴之热，目赤者，亦热甚也。目瞑者，必将衄血也。白睛黄者，将发身黄也。凡病欲愈，目皆黄，鼻准明，山根亮也。（参照仲景）

　　总之，凡目睛明能识人者，可治；睛昏不识人，或反目上视，或瞪目直视，或目睛正圆，或戴眼反折，或眼胞陷下者，皆不治也。暴失明者，是阳为阴闭，当有不测之疾。

四、察舌生死候证辨

（一）察舌注意要点

　　察舌，又称舌诊，是在中医理论指导下的一种独特的诊断方法。它和面部色诊一样，体现了中医诊断的传统经验与特色，在辨证和决死生中价值极大。当危急疑难之顷，往往证无可参，脉无可按，而惟以舌为凭，妇女幼稚之病，每每闻之无息，问之无声，而惟有舌可验。因为舌象是反映体内脏腑气血、津液变化的非常灵敏的窗口，故有"目视明澈，胜于手揣"之训。

　　当然，临床上也有特殊情况，如有时病重而舌象无大的变化，也有正常健壮之人而舌象异常者，所以望舌时，必须四诊合参，全面分析，综合判断，才能作出正确的诊断。现将有关诊舌要点分述如下：

　　1. 掌握舌之部位分属

　　中医积几千年的经验证明，脏腑不仅与舌有密切的联系，而且在舌面上有一定的分属部位。具体划分方法有二：一以五脏划分，舌尖主心（心包络），舌中主脾胃，舌边主肝胆，舌根主肾（膀胱），舌面白属肺。一以胃经划分，舌尖属上脘，中部属中脘，舌根属下脘。这些划分悉据"上以候上，中以候中，下以候下"的原则来立论的。

　　应该注意的是，舌绝非一个单纯的孤立的器官，它是一个与五脏六腑都有联系的多功能的器官。舌为心窍，其伸缩展转则筋之所为，肝之用也；其尖上红粒细于粟者，心气挟命门真火而鼓

上

篇

起者也；其正面白色软刺如毫毛者，肺气挟命门真火而生出也。至于苔，乃胃气之所薰蒸；五脏皆禀气于胃，故可借以诊五脏之寒热虚实也。若推其专义，以舌苔主六淫之浅深和胃气的强弱；以舌质主五脏之虚实和气血之盛衰。舌苔可刮而去者，气分之事，属于六腑；不可刮去者，则邪侵血分，内连于脏矣。舌质有变，全属血分与五脏之事。

2. 辨舌苔之有根无根

脉有有根无根之辨，舌苔亦何独不然？夫苔者，胃气湿热之所薰蒸也。无苔者，胃阳不能上蒸，肾阴不能上濡也。所谓苔之有根，指其薄苔必匀匀铺开，紧贴舌面之上。若有厚苔，其厚苔四围必有薄苔辅之，亦紧贴舌上，似从舌里生出，方为有根；若厚苔一片，四周洁净如截，颇似别以一物涂在舌上，不是舌上所自生者，是无根也。此必久病，先由胃气而生苔，继乃胃气告匮，不能接生新苔，而旧苔仅浮于舌面，不能与舌中之气相通，即胃肾之气不能上朝以通于舌也。

究其原因，有骤因误服凉药伤阳，热药伤阴，乍见此象者，急救之犹或可复；若病势缠绵日久，渐见此象，真气已竭，如癌肿晚期，多见此苔。也有病因将死之人，舌心一块厚苔，灰黄滞暗，四面无辅，此阴阳两竭，舌质已枯，本应无苔，而犹有此者，或因病中胃强能食，五脏先败，胃气后竭，或因多服人参，无根虚阳结于胸中，不得遽散，其余焰上蒸，故生此恶苔，多属死候。若骤退骤无，不由渐退，此为陷象。

3. 辨舌质色之死活

舌有变，必须察其色之死活：活者，细察底面，隐隐犹见红活，此不过气血之有阻滞，非脏气之败坏也；死者，底面全变，干晦枯萎，毫无生气，是脏气不至也。故治病必察舌苔，而察病之吉凶，则关乎舌质也。凡诊舌质，明润而有血色者生；枯暗而无血色者死。

4. 观察舌象之动态变化

一要观察舌质、舌苔的动态变化，再则要注意观察舌体的运动状态。

在病变过程中，舌苔和舌质往往随正邪消长和病情的进退呈现相应的动态变化，特别是在外感热病中，变化更为明显，即使是在内伤杂病中，舌象变化也同样反映了病情的进退。如舌苔由白润转黄燥，进而又变灰黑而干，说明病邪由表入里，由寒化热，热盛伤津，由轻变重；若舌苔由厚转薄，由燥转润，多属邪退津复之象，预后较佳。同样，若舌质由红转绛，进而变紫黑干燥，表示病邪深入，正气不支。

舌体的运动状态如发生变异，病情多较危笃，如强硬、痿软、歪斜、吐弄、短缩、舌纵等。若舌体柔软灵活，运动自如，即使有病，预后亦佳。

（二）察舌用药生死候辨证

由于舌象的变化，能客观地反映出正气盛衰、病邪深浅、邪气性质、病情进退等情况，因此，诊察舌象不仅可以判断疾病的转归和预后，而且还可以指导临证处方遣药。现总结历代医家并结合我们的临证经验提出以察舌为主的诊治经验如下，以备参考。

1. 舌苔

（1）苔色

1）白苔：主表证、寒证、热证。白苔不可凭，需脉证合参以断之。舌苔白而薄润者，外感风寒也，当疏散之，可用荆防败毒散。若白干薄而舌尖红者，肺津伤也，邪在卫分，宜银翘散主之。若苔白腻，表面湿润多津，脉濡无力，恶寒发热，头蒙身

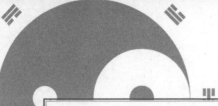

重，吐泻肠鸣，甚则神志呆滞，少言笑者，霍香正气散加减治之。

若苔白腻，呕逆神迷，小便不通者，先宜芳香开窍，服苏合丸，继进淡渗分利，茯苓皮汤主之。若温热病，一发便壮热，昏愦燥渴，舌质红而有白滑苔，即当用白虎汤加辛凉解表药发汗之。

若伤寒邪入胃府，则白苔中黄；邪传少阴，则白中变黑。故尖白根黄、尖白根黑及半边苔滑者，虽证类不同，皆属于半表半里。白苔多而滑，黄黑苔少者，表证多也，尚宜和解，柴胡桂枝汤主之。黄黑苔多而白苔少，或生芒刺黑点干燥者，里证多也，必下无疑。伤寒则大柴胡汤两解之；温热时疫则凉膈散或防风通圣散主之。

又伤寒坏病，虽白而厚，甚燥裂者，此为邪耗津液，宜小柴胡稍加芒硝微利之。

若舌苔白厚而干燥者，此津伤湿不化也，滋润药中如益胃汤加甘草，含甘守津还之意。

若纯白滑苔，为胃虚寒饮结聚膈上之候，宜理中汤加细辛、茯苓主之。

若苔白厚而水滑、腹脐绞痛者，必里挟寒物留滞不散，致吐泻不得，脉伏不出，急宜千金温脾汤温下之。至于能食自利而白苔滑者，为脏结，难治也。黄连汤、连理汤、备急丸选用，间有得生者。

舌上白苔粘腻，吐出浊厚涎沫，为脾瘅病，乃湿热气聚，湿重于热也，宜芳香辛散以逐之则退，三仁汤加减主之。

若白苔底绛者，湿遏热伏，宜先化湿后清热，王氏连朴饮，辛开苦降。

若舌上白苔如碱者，胃中宿滞挟浊秽郁伏，当急急开泄，枳实导滞汤加减。否则闭结中焦，势必危重。

若苔白如积粉，边尖紫绛者，为温疫病，初入募原，未归胃腑，急急透解，莫待传陷而入，为险恶之病。达原饮随证加减主之。见此舌者，病必见凶，须要小心。

若满舌白霉苔，此多见于温病后期，胃气将败之象，多凶。

2）黄苔：黄苔不甚厚而滑者，热未伤津，犹可清热透表。宜加味泻白散。若虽薄而干者，邪虽去而津受伤也，苦重之药当禁，宜甘寒轻剂。

若黄而润者，为热未盛，结当未定，不可便攻，攻之必致初硬后溏也。冬时宜确守此则，待结实乃攻，不得已，大柴胡汤微利之。若在夏月，一见黄苔，便宜攻下，以夏月伏阴在内，多有下证最急而苔不燥者，不可拘泥也。

若黄而燥者，为热已盛，峻下无疑。黄而生芒刺黑点者，为热势极。黄而瓣裂者为胃液干，下证尤急也。诸黄苔皆属胃热，分缓急轻重下之。

有根黄而硬，尖白而中不甚干，亦不滑，短缩不能伸出，谵妄烦乱者，此痰挟宿食占据中宫也，大承气加生姜半夏主之。

若苔黄而腻，身热不扬，神志昏蒙。似清似昧，脉濡滑而数，为痰迷心窍，宜清利湿热，豁痰开窍，菖蒲郁金汤主之。若偏子热重者，可加送服至宝丹，如湿浊较甚者，可加用苏合香丸。若兼动风抽搐者，可加服止痉散。

若苔黄而腻，脉象弦数，口苦胁痛，或暴聋淋痛者，宜龙胆泻肝汤主之。若苔黄而腻，发热口渴，胸脘痞满，白痦累累，咽肿溺赤者，为湿热蕴毒，甘露消毒丹主之。若苔黄微腻，兼见脉象滑数，高热不退，面赤身重，口渴脘痞，为热重于湿，白虎加苍术汤主之。若苔黄或浊，可予小陷胸汤或泻心汤，随证治之。

前云或黄或浊，须要有底之黄。若光滑者，乃无形湿热，中有虚象，大忌前法。

凡苔黄甚，或如沉香色，或老黄色，或中有断纹，皆当下之，如小承气汤加槟榔、青皮、元明粉、生首乌等。

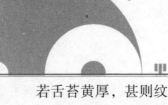

若舌苔黄厚，甚则纹裂，舌质青紫，但觉口燥，舌仍不干者，此阴证挟食也。脉或细而伏，或虚大而涩，按其心下或脐旁硬痛，而时矢气者，急宜大承气，另煎生附子佐大黄下之。若脉虚大者，黄龙汤主之。若冬时阴证挟食，而舌上苔黄不燥者，宜用附子理中合小承气汤下之。大抵舌有积苔，虽见阴象，亦是虚中有实，急当攻下无疑，但下法不同与寻常也。

凡温病热病，稍见黄白苔，无论燥润，即宜凉膈为解。时行疫疠，稍见白苔，即宜白虎达原。若见黄黑，无论干湿，大承调胃，急夺无疑。

3）灰苔：苔灰尘而干燥，或起芒刺者，阳明腑实证也，宜通下为主，增液为辅，增液承气汤主之。若灰而滑者，内寒也、宜温中散寒，理中汤主之。若灰而润者，当辨其兼瘀、兼痰饮，随证治之。桃仁承气汤或三子二陈汤主之。

4）黑苔：黑苔有寒热之殊，证多危急，务应详审。

若苔黑而干，中心尤厚者，为土燥水竭，或谵语潮热，便结或纯利清水，目中不了了，睛不和者，当急下存阴，大承气汤下之。若苔黑而水滑，为阴寒太盛，宜温中散寒，火陷丹主之。

另外，黑苔在辨别寒热之真假上，有着特殊的确诊意义。临床上，阳盛之极，往往发厥，手足逆冷，自汗发呃，身卧如塑，六脉细数，悉似阴证。但只要舌苔焦黑（或黄褐色）起刺，渴欲饮冷，便可断为真热假寒证，放胆去火添水，必能挽救危亡。相反，如阴盛之极，往往发生格阳、戴阳证，或身热面红，口渴思饮，手足躁扰，言语谵妄，脉来洪大，悉似阳证。但只要苔黑而润滑，舌质胖嫩，便可断为真寒假热证。急用姜附回阳，或峻灸神阙、灸太溪七至十壮，必能起死回生。

（2）苔质　即苔的形质。正常苔质薄而清净，干湿适中，不滑不燥，不粘不腻，中根部较多，边尖较少。反此者，多病。

1）厚薄：察厚薄可测邪气之深浅。凡厚苔必是胃气挟湿浊邪气熏蒸所致，主邪盛入里，或内有痰饮、食、湿、积滞，主病重。薄苔本是胃气所化，属正常舌苔。若有病见之，亦属轻浅。

2）润燥：察润燥可了解人体津液的变化。润泽是津液上承之征，说明病中津液未伤。若舌苔水滑，常见於阳虚而痰饮水湿内停者，苓桂术甘汤主之。干燥是津不上承所致。或由于热盛伤津，或由于阴液亏损，或由于燥气伤肺。随证治之。

3）腐腻：察腐腻可知阳气与湿浊的消长。腐苔多因阳热有余，蒸腾胃中腐浊邪气上升而成，多见于食积痰浊或湿热内壅，多为邪盛病重。腻苔多是湿浊内蕴，阳气被遏所致。凡苔黄厚腻者，多为湿热、食滞、痰热等。若苔白滑腻，多属寒湿。

4）剥脱：察苔之剥脱，可测胃气胃阴之存亡，判断预后吉凶。舌苔不规则地大片剥脱，边缘苔界限清楚，形似地图者，俗名"地图舌"，病轻，多吉。若大部分舌苔剥落，剥落处光滑无苔，余处残存舌苔，界限明显者，称"花剥苔"，预后较差。若舌苔全部脱净，舌面光洁如镜，称为"镜面舌"，多不救。

5）真假：察舌苔真假，可判断疾病的安危轻重。判断舌苔之真假，以有根无根为标准。凡舌苔紧贴舌面，犹从舌体内生出，刮之难去，为有根苔，此属真苔。反之，为无根苔，属假苔。

凡见真苔，多属实证、热证，说明有胃气，预后良好。凡见假苔，多属虚证、寒证，表明胃气已衰，预后较差。若舌面上浮一层厚苔，望似无根，刮之即去，但其下却已生出一层新苔者，此属疾病向愈的善候。

6）消长：舌苔的消长，反映着正邪相争的过程，故可断生死。凡舌苔由薄变厚，由少变多，一般都表明邪气渐盛，主病进；如果由厚变薄，由多变少，则表示正气渐复，主病退。无论是消是长，都以逐渐转变为佳。若骤增骤退，多为病情突变的险象。若薄苔突然增厚，说明正气暴衰，邪气急剧入里，多凶；若满舌厚苔，骤然消退，不再生新苔者，往往是胃气暴绝的反映，多死。

2. 舌质

舌质，又称舌体，是舌的肌肉脉络组织，可以测脏腑经络之寒热虚实，病之可治与不可治。望舌质，当从神、态、形、色四方面去观察。

（1）舌神　舌神主要表现在舌质的色泽荣枯和运动灵强方面。荣就是荣润红活，光彩奕奕，谓之有神，虽病也是善候。枯就是干枯无泽，毫无生气，多是恶候。灵指运转灵活，轻巧自如，谓之有神，为有胃气之象，主生。强指舌动硬强，伸缩受限，谓之无神，胃气将绝，主死。正如曹炳章所说："荣者有光彩也，凡病皆吉；枯者无精神也，凡病皆凶。荣润则津足，干枯则津乏。荣者谓有神，神也者，灵动精爽、红活鲜明，得之则生，失之则死。明润而有血色者生，枯暗而无血色者死。凡舌质有光有体，不论黄白灰黑，刮之而里面红润，神气荣华者，诸病皆吉。若舌质无光无体，不拘有苔无苔，视之里面枯晦神气全无者，诸病皆凶。"又说"凡舌质坚敛苍老，不论苔色白黄、灰黑，病多属实。舌质浮胖兼娇嫩，不拘苔色灰黑、黄白，病多属虚。舌圆大碎嫩，其质红润者，皆属心经虚热，病尚可治。舌枯小捲短，其质焦紫者，皆属肝肾阴涸，病多速死。若舌本无苔，而舌皮光薄且红白柔嫩，宛如新生，望之若有津唾，抹之燥枯殆甚者，此因妄汗吐下，走亡血液所致，虽不板硬亦死不治。

《通俗伤寒论》的作者，也同样有这方面的经验之谈："舌色如碟柿，或如锦面，或如去膜腰子，或敛束如栗子肉，或干枯细长，而有直纹透舌尖者，病皆不治。更有舌质已枯，生气将绝，而舌质上面反罩一层苔色，洁白似雪花片，呆板似豆腐渣，或如嚼碎饭子，皖白兼青枯，白而起糜点，视其舌边舌底，必皆干晦枯萎，一无神气，乃舌质之坏，脏气绝也，病必不治。"

（2）**舌态** 舌态，是指舌体的动态。正常的舌态：柔软、灵活，运动自如。是有神有胃气的表现，即使有病，预后多佳。如舌态发生变异，常是预后不良之征。

1）痿软：舌体软弱，无力伸缩，痿废不灵，称为"痿软舌"。有暴久虚实之分。如暴痿，多由于热灼津伤，多见于急性热病的危重阶段。肺热熏灼者舌红干而软，干咳无苔，清燥救肺汤主之。肝肾阴涸者，舌枯而痿，舌形敛束，伸不过齿，紫绛而干，宜加减复脉汤救之。若兼虚风内动（如手指蠕动，心中憺憺，大动，时时欲脱，脉微细欲绝）者，大定风珠汤主之。如劳伤心脾，气血虚极，久成痿者，必舌软无力，言语低微，但无不利状，苔薄白质淡嫩，归脾汤主之。此外暴痿，也可有痰湿阻络而致，但必舌软无力转动，言语不利，且呕恶痰多，苔白滑腻，涤痰汤主之。章虚谷云："舌本或短或痿，而赤色苔厚者，为邪闭；色淡白如煮熟猪肝而痿者，不论有苔无苔，皆为正败，死不可治。"

2）舌强：舌体板硬强直，运动不灵，谈吐不利者谓之舌强。《素问》原称舌本强。其因有二：其一因风痰阻遏，常见于中风患者。由于风痰所阻部位不一，而现症轻重也异。中络者轻，只见口眼歪斜，舌强言语不利，牵正散主之。中经者重，兼见一侧肢体不遂，舌强难言，但神志清楚，大秦艽汤主之。或平肝熄风，选用羚角钩藤汤。中脏腑者危，故见昏迷、牙关紧闭，舌多强硬回缩，甚则窒息而死，先宜开窍豁痰，选用苏合丸、涤痰汤，待险期一过，可用资寿解语汤，补阳还五汤加减。

另有灸疗一法，挽救危亡，也有奇效。《针灸资生经》记载："灸风中脏，气塞涎上不语，极危者，下火立效。其状觉心中愦乱，神思不怡，或手足麻，此将中脏之候。不问风与气，但依次自上及下，各灸五壮，日别灸随年壮。凡遇春秋，常灸以泄

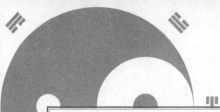

风气，素有风人，可保无虞，此能灸暴卒。百会、风池、大椎、肩井、曲池、间使、足三里，共十二穴。"

《集效方》云："治风莫如续命防风排风汤之类，此可扶助疾病。若救危急，必火艾为良"。此论亦当。

一是热入心包，则舌强口噤，高热神昏，舌质红绛。急宜清心开窍、安宫牛黄丸主之。若热结便秘，热逼心包者，苔多老黄，宜釜底抽薪，投牛黄承气汤。若温病久羁，液竭风动者，必舌强似短，神昏痉厥，只可育阴熄风，三甲复脉汤主之。

《辨舌指南》说："大抵温暑热证，舌硬不语下症为多，杂症舌强，胃气将绝也。如中风入脏舌难言，伤寒舌短，也为死症。皆板硬无胃气也。凡板硬之舌，不论何色，不治者多。"又说："舌红而强硬失音者，死候也。"

3）颤动：伸舌时舌体颤动不定，不能自主的，称为舌颤，又称舌战或战舌。其因有三：一者心脾气亏（或阳虚），久病舌颤，蠕蠕微动，而舌色淡红，归脾汤加白芍、木瓜主之。二者属酒毒走窜经络，灼耗阴精所致。证见舌色紫红，舌挺而战，手麻而抖，且多是嗜酒成癖者，治宜戒酒，兼服葛花解酲汤。三者见于肝风，因热极生风者，必习习煽动，兼痉厥神昏，亟宜化风者，必伴肢体麻木，步履不稳，治宜滋养肝肾；因肝肾内损而成者，必兼舌体萎缩，手足痿躄，损及奇经，病难速愈，久服地黄饮子方效。

4）歪斜：张口或伸舌时，舌向一边偏斜，称为"舌歪"。多因风邪中络或风痰阻络所致。病在左偏向右，病在右偏向左，主中风或中风先兆。若舌紫红而势急，羚羊角汤主之。若舌苔厚腻，体胖痰盛者，为风痰阻络，宜祛风化痰，用牵正散。若中外风者，轻者仅见伸舌时见舌体偏向一侧，而无口眼歪斜，半身不遂等证，重则舌歪与口眼歪斜并见，言语、饮食均感不利，寒热脉浮，悉可用大秦艽汤加减治之。

5）吐弄：舌伸出口外者为吐舌；舌频频伸出口外，又立即回收，上下左右伸缩不停，状如蛇舐，谓之弄舌。二者多因心脾热结。吐舌见于疫毒攻心，往往全舌紫暗，清瘟败毒饮主之；若大病后见此，则为大凶，系气血两虚，精气将脱，速以十全大补汤挽救之。弄舌见于小儿，面赤烦躁，渴饮便秘者，为心脾热甚，内服导赤散合泻黄散，外用少许梅片点舌下即愈。如弄舌兼见手如数物，惊叫不已，是动风先兆，泻青丸、凉惊丸主之。若属小儿智能发育不全者，赞育丹主之。此外，尚有"弄舌喉风"证见咽喉肿痛，声嘶痰壅，舌出不收，不时舌吐弄者，系痰热互结，挟风上扰所致，急宜内服清咽利膈汤，外用冰硼散吹于舌上。凡弄舌摇头，兼有痫病发作的症状者，宜定痫丸主之。

6）短缩：舌体紧缩不能伸长，转动不灵，言语不清者，称为短缩舌，又称舌卷。无论因虚因实，皆属危重证候，多见于急证及危笃患者。其成因有四：一是热邪内陷心包，兼高热神昏，治宜"温病三宝"，牛黄承气汤等斟情选用。二是肝经气绝舌卷，以舌短缩与阴囊上缩（女子乳缩）并见为主要特点，每为死候。缘由热盛津伤，肝阴涸竭，肝经气绝所致。舌质青紫而干，转筋、神昏者，可予羚角钩藤汤加生石决明、玳瑁，以希万一。三是寒凝经脉，以苔不焦燥（或舌多淡白或青紫而滑）为辨，涤痰汤主之。四是痰浊内阻，多舌胖而粘腻，多由风痰挟宿食也。揩去垢腻仍缩者，内有所阻犹可治也。宜通下剂中加姜汁、竹沥、胆星以化风痰，切忌滋腻。

总之，邪陷三阴，皆有此症。抢救之妙，在于用针。发则主刺廉泉、通里、涌泉等穴。并加辨证审因而选加之穴，确能起死回生。《辨舌指南》说："凡舌缩短强硬，神昏谵语，及素有痰病而舌本硬缩及神昏不语者，皆不治。舌本缩，口噤唇青者，小肠腑寒也；言声忧惧，舌本卷缩者，脾受寒邪，木克土也；舌形灰色，渐干缩者，死证也。舌卷缩如丹，咽唾不得，足踝微肿

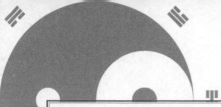

者，肉绝，死证也。颧赤，舌短卷者，心病也。舌卷不能言者，亦心病也。汗出不流，舌卷黑者，心绝也。"

7）舌纵：舌体伸长，吐出口外，回缩困难或不能回缩，流涎不止者，称舌纵。常见三因：一是心火炽盛，舌纵兼见舌色深红，舌形坚干，泻心汤内服；外用上好梅片五分掺舌上，以清热、利窍。二是肝气郁结者，舌纵必兼见肝郁之证，每有暴怒之因，逍遥散加五倍子。三是气虚舌纵，必有少气懒言等气虚见证，且舌体舒缓，麻木不仁，舌质淡嫩，宜补中益气汤。

总之，凡舌不能缩，舌干枯无荣者，多属危重；伸而能缩，舌体润泽者较轻。正如黄氏所云："若发热口噤，临死舌出数寸者，此女劳复，阳气虚极也。阴阳易舌出数寸者，死征也。舌出数寸者，又有因产后与中毒，大惊之候也，据证治之，犹可生也。小儿病舌出不能收者，心气散也，不治。"

8）啮舌：凡不由自主地嚼咬舌头，称为啮舌。常人偶尔发生啮舌，不属病态。啮舌虽有二因，总与风邪有关。一属热急动风，自咬舌头，兼见痉厥频作，凉肝熄风，啮舌自愈。一属风痰上扰，多见于癫痫发作，且无热抽搐（突然仆倒，昏不识人，两目上视，抽搐啮舌，甚则流出鲜血，小便失禁，旋即自行清醒），发作过后，一如常人。当祛风化痰定痫，可用"定痫镇痛合剂"合"蝎蜈片"等，收效甚佳。

《舌鉴辨证》说："黑烂自啮舌，脏腑热极兼受秽毒也，患杨梅疮者多有之，他证罕见，宜三黄银花承气等剂，土茯苓作茶饮治。如不效则将如旧说所云，黑烂而频欲啮，必烂之根而死也。"《中医临证备要》说："自咬舌头，为'内风'症状之一。《内经》上说：'人之自啮舌者，此厥逆走上，脉气皆至也。少阴气至则啮舌，少阳气至则啮颊，阳明气至则啮唇'。用神圣复元汤加减。"

（3）舌形 是指舌体的形状。正常舌形应是：胖瘦老嫩大小适中，无齿痕、点刺、裂绞等其他异常形态。病态的舌形，分述如下：

1) 老嫩：老是指舌质纹理粗糙，形色坚敛苍老，不论苔色如何，都属实证，宜泻。嫩是指舌质纹理细腻，形色浮胖较娇，一般多属虚证。当补。

2) 舌胖：舌体较正常舌胖大，伸舌满口者，谓之。多因阳气虚衰，痰饮阻滞所致。若舌淡白胖嫩，常有齿痕，舌苔水滑的，属脾肾阳虚，津液不化，以致积水停饮，食少便溏者，苓桂术甘合陈夏六君子汤主之；形寒肢冷，腰以下肿甚者，金匮肾气丸、真武汤主之。若舌淡红或红而胖大，伴黄腻苔，则是脾胃湿热与痰浊相搏，湿热上溢所致，己椒历黄丸主之。

3) 舌肿：舌体肿大，甚至肿大满口，伴疼痛、木硬者，谓之。又称木舌。因心脾有热，舌多鲜红而肿胀，甚则口苦，痛如针刺火燎，令人难忍。黄连导赤散内服，外以生蒲黄敷舌上，有火极似水象者佐生姜从治则愈。若因外感风寒者，来势不如心火势急，必伴风寒表证，金佛草散水煎，半漱半咽，邪去肿自退。若因素喜饮酒，又病温热，邪热挟酒毒上壅者，必舌紫而肿胀。治参前论。若因中毒而血液凝滞者，必舌肿胀而青紫晦暗。

本症若来势急剧，常会影响呼吸，有窒息的危险，可用三棱针点刺舌头、舌边放血，挫其锐势，通利其气道，使饮食及药物得下，再用冰片、麝香、三七粉、百草霜等为末敷舌。

另外，舌肿胀也有因虚寒、阴虚致者。如《医彻》云："湿热甚则舌肿大，肾液亡则舌亦肿大。若干且厚，语言不清者，难治。"又云："只如舌黑焦枯，或肿或刺，群工视之不辨，而知其热症，非黄连解毒，则大小承气下之也，殊不知脉虚数，或微细，胸腹无胀满，舌虽黑虽焦枯，乃真水衰竭，不能制火，唯以六味地黄大剂饮之。虚寒加桂、附、五味子，则焦黑肿刺，涣若冰释"。《望诊遵经》云："耳干舌肿，下血不止，脉浮者六日

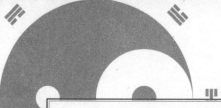

死；足肿者，九日死，肾绝也。"

4）瘦薄：舌体瘦小而薄，总由气血阴液不足，不能充盈舌体所致。预后多良。瘦薄而色淡者，多是气血两虚，八珍汤主之。瘦薄而色红绛干燥者，多属阴虚火旺，滋阴降火汤主之。

5）重舌：舌下血络肿起，好象又生一层小舌，故称重舌。若有二、三处血脉皆肿起，连贯而生，又称为莲花舌。多见于小儿，责之心脾热盛。内服凉隔散，外用针刺去恶血。以蒲黄或黄柏末敷之。

6）舌生芒刺：舌上出现粗糙如尖刺，抚之碍手者，称为芒刺舌。不拘何色，不论何部，总属热邪亢盛。芒刺而见舌苔焦黄或黑者，多为气分热极，承气汤下之。绛舌无苔而生芒刺者，是邪热深入营血，阴分已伤，清营汤主之。《四诊抉微》云："舌红而有刺者，……刮其刺，得净则生，不净者死。"

7）舌生星点：星点是指鼓起于舌面的红色、白色、或黑色星点。无论红点、黑点和白点，皆因热毒炽盛，深入血分所致。红点多为温毒入血，或热毒乘心，黄连解毒汤主之；或温热蕴于血分，甘露清毒丹主之。白点多为脾胃气虚而热毒攻冲，是将糜烂之兆，导赤散加味主之。黑点多为血中热盛而气血壅滞，化斑汤主之。

8）瘀斑：舌面上出现不突出于舌面的大小不等、形状不一的青紫色或紫黑色斑点，称为瘀斑。其小而成点状者，叫瘀点，大片状者，称瘀斑。在外感热病见之，为热入营血，气血郁滞，将要发斑，化斑汤主之。在内伤杂病中见之，多为血瘀之征。血府逐瘀汤统之。可据形证加不同部位病变的引经药，尤效。

9）裂纹：舌面上有多少不等，深浅不一，各种形态的明显的裂沟，谓之裂纹舌。不论是纵形、横形、井字形、人字形、或脑回状、辐射状、鹅卵石状等，均属阴血亏损，不能荣润舌面所致。若舌色红绛而有裂纹者，多是热盛津伤，或阴液虚涸，增液承气汤主之。若舌色淡白而有裂纹者，多是血虚不润，八珍汤主之。若舌质淡白胖嫩，边有齿痕而又有裂纹者，则是脾虚湿侵，阴不上荣，补中益气汤加茯苓、车前子即效。

10）齿痕：舌体边缘见牙齿的痕迹，称为齿痕舌。多因舌体胖大而受齿缘压迫所致，故常与舌胖同见，治疗近同。

11）光舌：舌面无苔，光滑洁净，甚则如镜面，称光舌，又称镜面舌。舌面光洁无苔，不论何种舌色，皆属胃肾阴竭将绝的危候。若淡白而光莹，是脾胃损伤、气血两亏已极，资生丸或十全甘温救补汤治之。若淡红而光，是气阴两亏已极，生脉散加味救之。若属胃阴干涸者，舌心光，干呕呃逆，益胃汤加麦冬、鲜石斛。若属肾阴竭者，齿摇发脱，舌小干枯，十全甘寒救补汤治之。

12）舌疔：舌上生出豆粒大的紫色血疱，根脚坚硬，伴有剧痛，称为舌疔。多由心脾火毒引起，黄连解毒汤合五味消毒饮主之。

13）舌疮：舌上生疮，如粟粒大，散在舌四周上下，或痛或不痛，皆为口疮。疮面凸于舌面而痛者，为心经热毒上壅，治同舌疔。若疮多凹陷不起，亦不觉痛，反复发作者，为下焦阴虚，虚火上浮所致，天王补心丹少加黄柏、肉桂。

14）舌菌：舌生恶肉，初如豆大，渐渐头大蒂小，犹如"菜花"状，表面红烂，流涎极臭，剧痛，称之舌菌。多由心脾郁火气结火炎而成。若生长极慢，不溃不痛者，预后较好。溃烂者，多为恶候。再兼发热不止，多为死候。正如《灵枢·热病篇》云："舌本烂，热不已者死。"

（4）舌色

1）淡白舌：舌色较正常人的淡红色浅淡的，甚至全无血色，称为淡白舌。主虚寒证和气血两亏。脾胃虚寒者，则舌质淡白，边有齿印，少苔而润，甚者连唇口面色俱㿠白，此或泄泻，或受

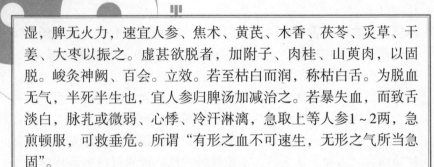

湿，脾无火力，速宜人参、焦术、黄芪、木香、茯苓、炙草、干姜、大枣以振之。虚甚欲脱者，加附子、肉桂、山萸肉，以固脱。峻灸神阙、百会。立效。若至枯白而润，称枯白舌。为脱血无气，半死半生也，宜人参归脾汤加减治之。若暴失血，而致舌淡白，脉芤或微弱、心悸、冷汗淋漓，急取上等人参1～2两，急煎顿服，可救垂危。所谓"有形之血不可速生，无形之气所当急固"。

2）红舌：舌色较正常人红色为深的，甚至是鲜红色者，称为红舌。若舌鲜红而起芒刺，或兼厚苔的，多属实热证；若鲜红而少苔，或有裂纹，或光红无苔，则属虚热证。舌红中有白苔润者，内热外寒也，桂枝白虎汤主之。舌红而中有两路灰色苔者，温热而夹寒食也，凉膈散加消导药一、二味。红舌有黑而干苔者，热毒入少阴也，大承气合白虎汤。红舌有黄黑芒刺者，热毒入腑也，调胃承气汤。红舌而裂纹者，燥热入肝也，大承气加柴胡、白芍，甚则加芩连。舌红有坑烂者，湿热入脾也，小承气加芩、连、半夏。舌红有白疱者，火气燔灼也，三黄石膏汤去麻黄。舌红有紫疱者，火气郁伏也，解毒汤。舌红有红星者，心包火炎也，凉膈散。另有舌红柔嫩，望之似润，而燥涸殆甚者，为妄行汗下，津液竭也，多不治，急以生脉散合人参三白汤主之。

若舌红少苔，夜热早凉，形瘦脉数者，宜养阴透热，青蒿鳖甲汤加白薇、地骨皮。若舌红少苔，骨蒸潮热，或低热久久不退，形瘦盗汗，脉细数者宜清骨散清阴分之热。若舌淡红无苔者，或干而色不荣者，心脾两虚，当用炙甘草汤，不可用寒凉药。若舌鲜红柔嫩光亮者，谓镜面舌，系津液枯竭，急宜养阴生津，左归饮主之，多危。

3）绛舌：邪热传营，舌色必绛。绛者，深红也。这是血热（杂病中可能不一定）的可靠标志。若绛而鲜泽，尚有生机，预后尚佳。若绛而枯萎，多属不救。绛而有苔者轻，绛而无苔者重。

　　舌绛兼黄白苔，此气分之邪未尽，宜泄卫透营，银翘散加生地、丹皮、元参。舌心光绛有苔，胃热心营受灼，宜两清心胃，三黄泻心汤主之。舌尖绛独干，此心火上炎，用导赤散泻其腑。若红绛鲜泽无苔者，包络受邪也，宜犀角、鲜生地、连翘、石菖蒲、郁金等。若热陷络闭，证见昏谵深重、或昏愦不语，肢厥、灼热者，宜清心开窍，清营汤送服安宫牛黄丸，或紫雪丹、至宝丹之类。若兼有便秘，腹部按之硬痛之阳明腑实者，改用牛黄承气汤。若痉厥已作，当辨虚实二证。凡口噤神迷，灼热肢厥，手足抽搐，甚或角弓反张，脉象弦数者，属热极生风的实证，宜凉肝熄风，急宜羚角钩藤汤。热甚加生石膏，便秘加生大黄。若属气热动风者，白虎加羚羊角、钩藤。若手足蠕动，甚或瘈疭，脉象细数，为水不涵木，虚风内动，宜大定风珠。

　　若苔黄粘腻，舌绛，望之若干，手扪之原有津液，神志昏蒙，时清时昧，间有谵语者，此为痰蒙心包，宜菖蒲郁金汤豁痰开窍。昏迷甚者，可用苏合香丸或十香返魂丹一丸，开水送服。若舌质深绛，兼见灼热躁扰，出血、发斑者，宜凉血散血，犀角地黄汤加丹参、琥珀、三七。若舌质瘀紫，神志错乱，便秘溺利，如狂发狂者，宜桃仁承气汤主之。若舌绛欲伸出口，而抵齿难骤伸者，痰阻舌根，有内风也，或昏愦不语，宜灌服紫雪丹。若舌绛而干燥者，甚或焦黑兼见气热甚高，头痛吐衄者，为火邪劫营，凉血清火为要，清瘟败毒汤主之。若绛而光亮，胃阴亡也，急用甘凉濡润之品，宜益胃汤加人参、石膏。若舌绛不鲜，干枯而萎者，兼见目陷睛迷，昏沉嗜睡，颧红肢冷，脉微细欲绝者，属亡阴失水，阴阳离决之象，极危，急投三甲复脉汤滋阴潜阳以救之。缓则恐肾阴涸极而无救也。若紫而干晦者，肾肝色泛也，难治。

　　4) **青紫舌**：红绛舌而间青蓝色即为青紫舌。故分绛紫和青紫两种。绛紫而干枯少津，属气热伤津，气血壅滞，主病属热。青紫或湿润者，多为寒凝血瘀。若全舌青者，多是寒邪直中肝肾，阳郁不宣。

大抵深紫而赤者，是阳热酒毒，宜葛花解醒汤。若紫中有红或紫而干黄，紫而短缩，俱宜凉膈散下之。若全紫而干，如熟猪肝者，死肝色也，其证必厥冷，脉必沉滑，（血脉瘀阻、阳郁不达）此阳极似阴也，急宜当归四逆汤加酒大黄桃仁下之，然多不救。

若淡紫而带青滑者，是肾肝阴证，急宜吴茱萸汤、四逆汤温之（宜兼化瘀）。然亦有中心生薄白苔或略带灰黑，而不燥不湿下证复急者，此热邪伤于血分也，犀角地黄汤加酒大黄微利之。

舌青，或青紫而冷滑者，为寒证；青紫而焦燥，或肿大，或卷缩者，为热证；寒甚亦必卷缩，筋脉得寒而收引也，然必不焦燥。此外有葡萄疫舌，舌质青一块，紫一块，苔色黄一块，黑一块，舌上起疱，形如葡萄，疱内含水，或蓝或紫，故名。此由热毒内伏，秽浊郁结，熏蒸而成。见于瘟疫病，称葡萄瘟疫，清瘟败毒饮加减主之。

5）黑舌：黑色连地，灰暗无神，此其本原已绝，必死无疑矣。若舌心焦黑，质地红活，未必皆为死证。阳实者，清其胃火，火退自愈。增液承气汤主之。若元气大损而阴邪独见者，其舌色黄黑。真火涸竭者，其舌亦干焦，此肾中水火俱亏，原非实热之证，但察其神气脉色，自有虚实可恳，而辨证施治。

（三）十败舌决生死辨

1. 镜面舌

舌质绛，光亮如镜面，舌面干燥无津，无苔，危候。多见于热病伤阴，胃阴将绝。欲救之，可用益胃汤加山萸肉、山药、西洋参等。

2. 猪肝舌

舌质紫晦而干，色如猪肝。危候，总因肝肾阴竭。欲救之，左归饮加味。

3. 烘糕舌

无苔，舌绛带黑，干枯而萎，如烘糕样。危候。多见于热病后期或败血攻心，肾阴将绝。欲救之，三甲复脉汤进退。

4. 火柿舌

无苔，舌红而光亮，或有溃烂点，色如柿子色。危候。多见于癌肿晚期，系气血败坏。宜扶正培本，佐以清热解毒。

5. 沙鱼皮舌

舌粗糙有刺，像沙鱼皮，而又干枯燥裂，津液全无，危候，系津液枯竭。

6. 卷舌

舌卷短而青，伴肾囊收缩。危候，系肝气将绝。

7. 吐舌

舌肿胀伸长，露出口外，而弛缓不收。危候。系疫毒攻心，或正气已绝。

8. 强舌

舌本（根）强直，不能转动，语塞声直。危候。系痰瘀阻络，营卫格绝。

9. 白霉舌

满舌生白衣如雪片，其苔如霉，或生霉点，如细碎饭粒，甚至弥漫到满舌，唇、颚等处。危候。多见于温病后期，或吐泻之后，脾胃阳气衰败，菌毒袭染所致。

10. 黑舌

寒极或热极，致心血全瘀皆可出现黑舌。属不治。

附：验舌决生死（录自《辨舌指南》）

生死之决于脉者，前肾垂训明且备矣。然验之于舌，则尤显而易见也。兹将舌所经验之危证，汇录于下：①唇青、舌黑，如去膜猪腰者，为亡津液。不治之症也。舌如镜面者，《舌鉴》云："舌色红，光滑柔嫩无津者是也。良由汗下太过，元津耗伤，宜大剂生脉散救之，尚可复生也。"②如舌现白苔如雪花片者，脾冷而闭也；如全舌竟无苔，久病胃气绝也；如舌因误服芩、连，而现人字纹者；如舌卷而囊缩者。以上各证见一必死。然败象虽见，凡吾辈亦宜百不一治之症，当作万有一生之理，竭力挽救。修短虽有定数，然返之吾心，可告无罪也。③其他如纹忽变棕黑色者，热病将死也。④疳病，耳边有青脉，舌上有焦点者，不治。⑤舌焦干黑而脉代者，死证也。⑥疳病，口渴饮水不止，舌黑者死证也。⑦舌见蓝色者，肺气伤也。微可治；深，必死。⑧舌短卷痿软枯小者危。⑨苔淡灰转黑，淡紫转蓝，邪毒攻心已甚，而伤腐脾胃者，危，不治。⑩舌黑烂而频欲齧，必烂至根而死。⑪舌底干燥不拘苔色，黄白如豆腐渣者，或如齧碎饭子者皆死，此俗名饭花舌。⑫舌与满口生白衣如霉苔或生糜点，胃体腐败也，多死。⑬舌干晦枯痿而无神者，必死。⑭舌绛无苔，干枯细长，而有直纹透舌尖者，心气内绝也。⑮舌燥苔黄中黑通尖，利下臭水者，胃肠腐败也。十不救一。⑯舌㿠白兼青，此中焦生气已绝也，多死。若孕妇面舌俱青，母子俱死。⑰舌黄，全舌见姜黄色苔及淡松花色苔，皆津液枯涸而冷，阳衰胃败之征，亦多不治。⑱舌边缺陷如锯齿者，内脏已虚惫，亦不治也。

五、声息气味生死候证辨

（一）辨声息气味的重要性

声音的产生主要是气的活动，与肺、心、肾三脏关系密切。因语言直接受心神支配，肺主诸气，肾主纳气，故肺、心、肾与语言及其发音关系密切。此外，喉、会厌、鼻、舌、唇等参与发音的器官，也与语言及发音有直接关系。当然，其他脏腑的功能也会影响宗气的盛衰，故也与发音有关。所以，无论外感、内伤引起脏腑气机的异常和发音器官的病变，皆可使发音异常。因此听病人的言语、气息、咳喘、吐呕、呃逆、嗳气等声音的异常改变，可以诊察内在脏腑的病变和病性的寒热虚实，一般规律是：凡声音重浊、响亮、气粗有力的多属实热证，而发音轻清、低微、少气无力的多属虚寒证。

病人身体、口气，分泌物和排泄物等发出气味的异常改变，亦与疾病的性质有关，故对上述气味的嗅诊，亦同样有辨证决死生的意义。

（二）辨声息气味以决断生死

1. 察声音

新病音哑，属实证。若形羸声哑，痨瘵不治，以咽中有肺花疮也。声哑色败，久病不治。因久病重病，突然声音嘶哑是脏真气将绝的外在表现，故属危证。谵语而神昏，声高有力，属实证。多见于温病邪入心包或阳明胃腑，是邪热扰乱神明所致。主危。当据兼证，以别燥屎、热邪、瘀血、痰蒙、血热、热入血室等，皆属有余之证，下之清之可愈。

若见郑声无力，属虚证。是久病脏精衰竭、心气大伤，精神散乱的表现，难治。声嘶色败，久病不治。久病气促者危。虽病而声音响如故者，吉。病因循日久，声音遽失者，死。小儿惊风，口不能言，心热也。无还声者为鸦声，死证。鼻翼煽动，憋气喘急，多凶险。杂病发喘，痨瘵声哑，危病也。病人五脏已夺，神明不守，声嘶者死。病人循衣缝，谵语者，不可治。

以上种种，若能细察，自别生死。

呃声高吭，短而有力者，属实热，为胃火上冲所致。呃声低沉，气弱无力者，属虚寒，是脾胃阳虚，虚气上逆所致，预后多良。若久病出现呃逆不止者，是胃气衰败的危候。如《素问·宝命全形论》说："病深者，其声哕"。《灵枢·热篇》说："汗不出，大颧发赤，哕者死。"

历代医家在这方面积累了很丰富的经验，概述如下：

《形色外诊简摩》引《千金方》云；

角音人者，主肝声也。肝声呼，其音琴，其志怒，其经足厥阴。厥逆少阳，则荣卫不通。阴阳交杂，阴气外伤，阳气内击，击则寒，寒则虚，虚则卒然喑哑不声，此为厉风入肝，续命汤主之。但踞坐，不得低头，面目青黑，四肢缓弱，遗失便利，甚则不可治，赊则旬月之间，桂枝汤主之。若其人呼而哭，哭而反吟，此为金克木，阴击阳，阴气起而阳气伏，伏则实，实则热，热则喘，喘则逆，逆则闷，闷则恐畏，目视不明，语声切急，谬说有人，此为邪热伤肝。甚则不可治；若唇色虽青，向眼不应，可治。地黄煎主之。（厉风者，清燥之气，即天地肃杀之气也，西医谓之消耗之气，使人阳气消索，津液枯结，血液败坏，神明破散也）

若其人本来少于悲恚，忽尔嗔怒，出言反常，乍宽乍急，言未竟，以手向眼，如有所畏，虽不即病，祸必至矣。此肝病声之候也。

徵音人者，主心声也。心声笑，其志竿，其音喜，其经足少阴。厥逆太阳，则荣卫不通，阴阳反错，阳气外击，阴气内伤，伤则寒，寒则虚，虚则惊掣心惊，定心汤主之。语声前宽后急，后声不续，前混后浊，口喝，冒昧好自笑，此为厉风入心，荆沥汤主之。若其人笑而呻，呻而反忧，（《中藏经》作笑不待伸而复忧）此为水克火，阴击阳，阴起而阳复。伏则实，实则伤热，热则狂。闷乱冒昧，言多谬误，不可采听。此心已伤。若唇口正赤，可疗；其青黄白黑，不可疗也。

若其人本来心性和雅，而忽弊急反常，或言未竟便住，以手剔脚爪，此人必死，祸虽未及，名曰行尸。此心病声之候也。

宫音人者，主脾声也，脾声歌，其音鼓，其志愁，其经足太阴。厥逆阳明，则荣卫不通，阴阳翻作，阳气内击，阴气外伤，伤则寒，寒则虚，虚则举体消瘦，语言沉涩，如破鼓之声，舌强不转，而好咽唾，口噤唇黑，四肢不举，身重如山，便利无度，甚者不可治，依源麻黄汤主之。若其人言声忧惧，舌本卷缩，此是木克土，阳击阴，阴气伏，阳气起，起则实，实则热，热则闷乱，体重不能转侧，语声拖声，气声不转而心急，此为邪热伤脾。甚则不可治。若唇虽萎黄，语音若转，可治。

若其人本来少于嗔怒，而忽反常，嗔喜无度，正言而突笑，不答于人，此脾病声之候也，不盈旬月，祸必至矣。

商音人者，主肺声也，肺声哭，其音磬，其志乐，其经手太阴。厥逆阳明，则荣卫不通，阴阳反作，阳气内击，阴气外伤，伤则寒，寒则虚，虚则厉风所中，嘘吸战掉，语声嘶塞而散下，气息短急，四肢僻弱，面色青葩，遗失便利，甚则不可治，依源麻黄续命主之。若言音喘急，短气好唾，此为火克金，阳击阴，阴气沉，阳气升，升则实，实则热，热则狂，狂则闭眼悖言，非常所说，口赤而张，饮无时度，此热伤肺，肺化为血，不治；若面赤而鼻不欹，可治也。

若其人本来语声雄烈，忽尔不亮，拖气用力方得出言，而反于常。人呼共语，直视不应，虽曰未病，势当不久。此肺病声之候也。

羽音人者，主肾声也。肾声呻，其音瑟，其志恐，其经足少阴。厥逆太阳，则荣卫不通，阴阳反作，阳气内伏，阴气外升，升则寒，寒则虚，虚则厉风所伤，语言塞吃不转，脚偏枯塞，若在左侧，左肾伤，在右则，右肾伤，其偏枯分体，从鼻而分，半边至脚，缓弱不遂，口亦欹，语声混浊，便利仰人，耳偏聋塞，腰背相引，甚则不可治，肾沥汤主之。若呻而好恚，恚而善忘，恍惚有所思，此为土克水，阳击阴，阴气伏而阳气起，起则热，热则实，实则怒，怒则忘，耳听无闻，四肢满急，小便赤黄，言音口动而不出，笑而看人，此为邪热伤肾。甚则不可治，若面黑黄耳不应，亦可治。

若其人本来不吃，忽然塞吃，而好嗔怒，反于常性，此肾已伤，虽未发觉，已是其候。见人未言，而前开口笑，还闭口不声，举手叉腹，此肾病声之候也。

2. 嗅气味

人病尸臭不可近者，死。尸臭见于温疫病，或久病恶肿、溃疡，是一种特殊的恶臭，臭气触人，使人烦心，轻则盈于床帐，重则蒸染一室。唯猫头鹰喜嗅之。是脏腑败坏，病情危重的表现。至于口气重者，胃热盛也，阳气尚存，其病虽急，可治，凡口气、分泌物和排泄物，如痰涎、便尿、经带等，酸腐臭秽者，多属实热；臊臭微腥者，多湿郁，察兼证以辨寒热，多主吉。惟恶臭异常，难以忍受者，多主脏气败坏，预后不佳。汗出常带尿臊气者，即所谓"氨味"，是阴水晚期，多凶。

脱疽溃烂，疼痛异常，气味剧臭者，多致人于死地。

诸种出血，出血量多而腥臭者，属热迫血妄行，清凉则安；出血量多，但有血腥味者，多是血脱气尽之象，多危。

妇人经带有臭秽之气，为湿热下注，若腥秽者，多为寒湿下注，预后多佳。若带下五色，其气恶臭，多为宫胞败坏之象，多凶。

大便恶臭为肠中有热，大便溏泻，其气腥者为肠寒；大便色坏，无粪气者，多为大肠气绝或胃败。矢气奇臭，或有败卵味，为食滞胃肠；矢气不臭，平人多为气滞；矢气连连不止而无臭气，病剧者多为气虚下陷，有虚脱之虞。

消渴病，若口气或尿中有烂萍果样气味（即所谓"酮中毒"的酮体气味），是即将发生阴竭阳脱的严重征象，多死。

明·张三锡在《医学准绳六要》中，专设有"声诊"，论述精当；而清代喻昌的《医门法律·闻声论》，也不逊色，俱录于后，以资参考：

《声诊》云：《难经》曰：闻其五音以知其病，以五脏有五声，以合于五音，谓肝呼应角，心笑应徵，脾歌应宫，肺哭应商，肾呻应羽是也。然此义深奥，非寻常所可仿佛者。今将古今经验简易诸法诠著于下，名曰声诊。脉之呻者，痛也。谓诊时呻吟也。言迟者风也。即今风疾蹇涩也。声如从室中言，此中气之湿也。言而微，终日乃复言者，此夺气也。谓气弱不相接，言未已，停止半响复言也。衣被不敛，言语骂詈不避亲疏者，此神明之乱，即风狂也。出言懒怯，先轻后重，内伤元气不足也。出言壮厉，先重后轻，是外感邪盛也。攒眉呻吟，苦头痛也。叫喊以手抚心下，中脘痛也。呻吟不能转身，腰痛也。摇头以手扪腮，唇齿痛也。呻吟不能行起，腰脚痛也。行迟者，腰脚痛也。诊时吁气，属郁结也。摇头言者，里痛也。暴哑风痰伏火或暴怒叫喊所致也。坐而气促，痰火哮喘也。言语蹇涩，风痰也，中年人声浊。诊时独言独语，言谈不知首尾，思虑伤神也。伤寒坏证声哑为狐惑，上唇有疮，虫食其脏，下唇有疮，虫食其肛也。气促喘息不足以息者，虚甚也。平人无寒热，短气不足以息者，为实，即痰火也。

《闻声论》云：声者，气之从喉舌而宣于口者也。新病之人声不变，小病之人声不变，惟久病疴病，其声乃变。迨声变其病显，机呈而莫逃，所可闻而知之者矣。经云：闻而知之者，谓之圣。果何修而若是？古人闻隔垣之呻吟，叫哀，未见其形，先行其情。若精心体照，积久诚通，如瞽者之耳偏聪，岂非不分其心于目耶？然必问津于《内经》、《金匮》以求心生变化，乃始称为神耳。内经本宫、商、角、徵、羽五音，呼、笑、歌、哭、呻五声，以参求五脏表里虚实之病，五气之邪。其谓肝木在音为角，在声为呼，在变动为握。心火在音为徵，在声为笑，在变动为忧。脾土在音为宫，在声为歌，在变动为哕。肺金在音为商，在声为哭，在变动为歌。肾水在音为羽，在声为呻，在变动为慄。变动者，迁改其常志也。以一声之微，分别五脏并及五脏变动，以求病之善恶，法非不祥，然人之所以主持一身者，尤在于气与神焉。经谓中盛脏满，气胜伤恐者，声如从室中言，是中气之湿也。谓言而微，终日复言者，此夺气也。谓言语善恶，不避亲疏者，此神明之乱也。是听声中并可得其神气之变动，义更精矣。《金匮》复以病声内合病情，谓病人语声寂寂然喜惊呼者，骨节间病。语声暗暗然不彻者，心膈间病。语声啾啾然细而长者，头中病。只此三语，而下中上三焦受病，莫不各有变动可征。妙义天开，直可隔垣洞晰。语声寂寂然者，不欲语而欲嘿也。静嘿统属三阴，此则专系厥阴所主。何以知之？厥阴在志为惊，在声为呼，病本缄默而有时惊呼，故知之耳。惟在厥阴，病必深下焦，骨属筋节间也。暗暗然声出不彻者，声出不扬也，胸中大气不转，出入升降之机艰而且迟，是可知其病在中焦胸膈间也。啾啾然细而长者，谓其声自下焦阴分而上缘，足太阳主气，与足少阴为表里，所以肾邪不剂颈而还，得从太阳部分达于颠顶。肾之声本为呻，今肾气从太阳经脉直攻于上，则肾之呻，并从太阳变动，而啾唧细长头中病也。得仲景此段更张其说，而听声察病愈推愈广，所以书不尽言，学者当自求无尽之藏矣。

3. 辨呼吸

吸而微数，其病在中焦。实也，当下之即愈，虚者不治。在上焦者吸促，在下焦者吸远。此皆难治。呼吸动摇振振者不治。咳声嘶哑，呼吸困难，是喉风，多危。重者病人呈吸气性呼吸困难，吸气时出现"三凹症"（即吸气时锁骨上窝及胸骨上窝以及鼻翼凹陷），口唇紫绀，随时可发生呼吸窒息而死。临床上应高度警惕。

历代医家辨息之详，莫过于喻昌，今将《辨息论》附录于后，供参考。

息出于鼻，其气布于膻中。膻中宗气，主上焦息道，恒与肺胃关通。或清而徐，或短而促，咸足以占宗气之盛衰。所以《内经》云乳之下其动应衣，宗气泄也。人顾可奔迫无度，今宗气盛喘数急，有余反成不足耶？此指呼出为息之一端也。其谓起居如故而息有音，此肺之络脉逆也。不得卧而息有音者，是阳明之逆也。益见布息之气关通肺胃，又指呼出为息之一端也。呼出心肺主之，吸入肾肝主之，呼吸之中，脾胃主之。故惟脾胃所主中焦为呼吸之总持。设气积贲门不散，两阻其出入，则危急存亡非常之候，善养生者俾贲门之气，传入幽门，幽门之气，传二阴之窍而出，乃不为害。其上焦下焦，各分呼出吸入，未可以息之一字统言其病矣。此义惟仲景知之，谓息摇肩者心中坚，息引胸中上气者咳，息张口短气者肺痿唾沫，分其息专主呼呼，而不与吸并言。似乎创说，不知仲景以述为作，无不本之《内经》。昌之所拟呼出为息二端，不足尽之。盖心火乘肺，呼气奔促，势有必至，呼出为心肺之阳，自不得以肝肾之阴混之耳。息摇肩者，肩随息动，惟火故动也。息引胸中上气咳者，肺经收降之令不行，上逆而咳，惟火故咳也。张口短气，肺痿唾沫又金受火刑不治之证，均以出气之粗名为息耳，然则何不径以呼名之耶？曰：呼中有吸，吸中有呼，剖而中分，圣贤所不出也，但以息之出者，主呼之病，而息之入者，主吸之病，不待言矣。《内经》谓乳子中风热，喘鸣肩息，以及息有音者，不一而足，惟其不与吸并言，而吸之病转易辨识。然尚恐后人未悉，复补其义云，吸而微数，其病在中焦，实也，当下之即愈，虚者不治。在上焦者，其吸促，在下焦者，其吸迟，此皆难治。呼吸动摇振振者不治。见吸微且数。吸气之往返于中焦者速，此必实者，下之，通其中焦之壅而即愈，若虚则肝肾之本不固，其气轻浮，脱之于阳，不可治矣。昌前所指贲门幽门不下通，为危急存亡非常之候者此也。在上焦者其吸促，以心肺之道近，其真阴之虚者，则从阳火而升不入于下，故吸促。是上焦未偿不可候其吸也。下焦者其吸迟。肝肾之道远，其元阳之衰者，则困于阴邪。所伏卒难升上，故吸迟。此真阴元阳受病，故皆难治。若呼吸往来，振振动摇，则营卫往返之气已索，所存呼吸一线耳，尚可为哉？学者先分息之出入以求病情，即得其情，合之愈不爽。但统论呼吸，其何以分上中下三焦所主乎？噫，微矣！

六、脉象生死候证辨

（一）脉诊在诊断上的重要性

诊脉是祖国医学诊断疾病和判断预后吉凶的重要方法。《素问·脉要精微论》说："微妙在脉，不可不察。"几千年来经过历代医家不断总结和发展，从临床实践中积累了极其丰富的经验，形成了比较系统的理论和独特的方法。实践证明，通过切脉，判断病情的变化和预后转归，具有非常重要的临床意义，值得重视和深入探讨。

脉，指脉道。既是血液汇聚的地方，又是气血运行的道路。正如《素问·脉要精微论》说："夫脉者，血之府也。"《华佗神医秘传》也说："脉为气血之先，气血盛则脉盛，气血衰则脉衰。"

心脏跳动而推动血液在脉管中流动时产生的搏动，称为脉搏。人身气血所以循着脉道而运行不息，主要由于心与脉相连，而脉为血之府，它们在组织上相互沟通，共同组成"心主血脉"的活动整体。同时心脏的搏动，脉道之约束以及血液的质和量，三者在功能上是相互为用的。这种组织与功能关系所体现的"心动应脉"而"脉动应指"的形象，中医就称为脉象。

脉象的形成，不仅与心、血、脉三者有关，同时与整个脏腑机能活动的关系也很密切。人身气之来源与肺有关，血之生化源于中焦水谷之气；血之运行归心所主，归脾所统，归肝所藏，且赖肺气的调节而后流布经脉，灌溉脏腑，布于全身。血为阴精，

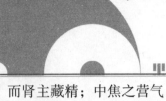

而肾主藏精；中焦之营气，化赤为血都必须借命门真火的温养，而后始能生化以充养血脉。所以脉中的血流情况和表现于脉的形象，都与整体脏腑功能活动息息相关。

此外，血不但为神、气的物质基础，而且血与精、气、津、液同属于水谷精微所化，它们之间的关系是既相互资生，又相互影响，所以血液的盈亏和血行的流滞，同营卫、津液、精神等，也有一定的关系。

正由于脉为气血运行的道路，又与人体各脏器组织息息相通，而脉与心又密切相连，心为气血运行的动力，心神与各脏腑的功能活动密切相关。所以人体气血的多少，气血运行的情况，脏腑功能活动是否正常，病变过程中正邪的消长等等，都能直接或间接地影响于心脉。因此，通过切脉能够诊断疾病，判断安危。正如《灵枢·逆顺篇》说："脉之盛衰者，所以候血气之虚实，有余不足。"《素问·脉要精微论》说："夫脉者，血之府也，长则气治，短则气病，数则烦心，大则病进。"又如《诊家枢要》说："脉者，气血之先也。气血盛则脉盛，气血衰则脉衰，气血热则脉数，气血寒则脉迟，气血微则脉弱，气血平则脉治。"

（二）诊脉象变化辨生死

1. 辨脉与四时逆顺变化以决断生死

根据"天人相应"的理论，人体脉象变化，要受外界环境变化的影响，尤其四时气候的变化。此即《素问·至真要大论》所谓"四变之动，脉与之上下。"所以诊察脉象变化，要注意观察脉与四时的逆顺情况。脉与四时相顺，是言脉象变化能够随着四时阴阳的升降变化而表现出不同的适应性变化，即春弦、夏钩、秋毛、冬石之类。这说明人体的调节机能能够适应外界气候的寒暑变迁，虽病易治。即《素问·平人气象论》所谓："脉得四时之顺，曰病无他。"《素问·玉机真藏论》谓："脉从四时，谓之可治。"脉与四时相逆，是言脉象变化不能随着四时气候的变化而变化，即有其时而无其脉，或者表现出相反的脉象。即《素问·平人气象论》所谓"春夏而脉瘦，秋冬而脉浮大。"《素问·宣明五气论》所谓："春得冬脉，长夏得春脉，秋得夏脉，冬得长夏脉。"这说明人体的生理机能已趋低下，对外界的气候变化已不能作出适应性的调节反应，人体与外界已不能维持对立统一的协调平衡，即病属难治。亦即《素问·平人气象论》所谓："脉反四时及不问藏，曰难已。"《素问·脉要精微论》谓："阴阳有时，与脉为期，期而相失，知脉所分，分之有期，故知死时。"《脉诀乳海》谓："春得秋脉定知死，死在庚申辛酉里；夏得冬脉亦如然，还与壬癸为期尔；严冬诊得四季脉，戊巳辰戌还是危；秋得夏脉亦同前，为缘丙丁相形尅。"可见，这种从"天人相应"整体观念出发所建立起来的诊脉方法，正体现了祖国医学诊断学说的理论特点。

2. 辨脉证逆顺变化以决断生死

辨别脉象必须与全身的形证对照互勘，审辨逆从，才能正确判断病变之轻重及预后之吉凶。一般来说，有其证必有其脉。外貌形证之阴阳虚实与脉之阴阳虚实必须相从。阴证得阴脉，阳证得阳脉，实证见实脉，虚证见虚脉，这是邪正相当，盛者俱盛，虚者俱虚，主病顺，预后佳。反之，外貌形证之阴阳虚实与脉之阴阳虚实相反、相逆，阴证得阳脉，阳证得阴脉，实证见虚脉，虚证见实脉。外貌形证有余，而脉气不足；形肉瘦削枯槁，而脉反实大。这些都是脉与证形相反、相逆，脉证不相符，为邪盛正虚，正不胜邪，其主病凶，预后不佳。所以诊察脉证之逆顺、得失，对判断病变之轻重安危非常重要。《内经》对此论述颇详，

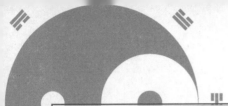

引述如下：

"脉从阴阳，病易已；脉逆阴阳，病难已。"（《素问·平人气象论》）

"形气有余，脉气不足，死；脉气有余，形气不足，生。"（《素问·方盛衰论》）

"形盛脉细，少气不足以息者危；形瘦脉大，胸中多气者死。形气相得者生，参伍不调者病。"（《素问·三部九候论》）

"风热而脉静，泄而脱血脉实，病在中脉虚，病在外脉坚涩者，皆难治。"（《素问·平人气象论》）

"病热脉静，泄而脉大，脱血而脉实；病在中，脉坚实；病在外，脉不坚实者。皆难治。"（《素问·玉机真脏论》）

张介宾亦谓："凡内出不足之证，忌见阳脉，如浮、洪、紧、数之类是也；外入有余之病，忌见阴脉，如沉、细、微、弱之类是也。如此之脉，最不易治。"

总之，暴病脉来浮、洪、数、实者为顺，反映正气较强能够抗邪；久病脉来沉、微、细、弱者为顺，说明正气不足，而邪亦不盛。若新病脉见沉、细、微、弱；久病脉见浮、洪、数实，表示邪盛正衰，正不胜邪，均属逆证，预后多不良。

此外，古人分辨脉证顺逆，有"行尸"之说。即人虽无病，而脉已病，多为内有隐患，一时尚未有明显的症状表现；一旦发病，预后多不良，故谓"行尸"。如王邦傅谓："人虽无病，而脉已病，死期不远。而步履如常，故名曰行尸耳。"李梴谓："假如健人诊得浮紧而涩似伤寒太阳经病脉，其人虽未头痛发热恶寒，此则不久即病，病即死也，谓之行尸。又如十五动一止，一年殂，其人虽未病，期应一年病即死也。"

反之，脉虽健常，而形肉已脱，证情严重，亦多不良。如《脉诀乳海》谓："健人脉病号行尸，病人脉健亦如之。长短肥瘦并如此，细心诊候有依稀。"《素问·三部九候论》谓："形肉已脱，九候虽调，犹死。"李梴谓："病人脉健者，假如形容羸瘦，精神枯槁，盗汗不时，滑泄不止，劳损之证，而脉反见洪健者，亦死。"

可见，临床诊断疾病，必须脉证合参，审辨逆从，方能诊断正确。这是中医诊病的特点。

3. 辨脉有无胃气以决断生死

诊断四时五脏之脉须以胃气为本。临床上可以根据胃气的多少以决断生死。何以以胃气为本？因人之营养来源于水谷，而水谷精微化生于脾胃，供养于脏腑。故称胃为水谷气血之海、五脏六腑之海。故胃气的盛衰有无，即表示后天化源与给养的盛衰有无。据此便可以判断疾病的轻重安危。正如《素问·平人气象论》所谓："人以水谷为本，即人绝水谷则死，脉无胃气亦死。"

脉有胃气，一般是指脉象从容和缓，节律均匀。即《灵枢·终始篇》所谓："谷气来也，徐而和。"《素问·玉机真藏论》所谓："脉弱以滑，是有胃气。"四时五脏之脉，不论春之弦、夏之钩、秋之毛、冬之石，皆须以胃气为本，而表现出微弦、微钩、微毛、微石。区别平脉、病脉、死脉，皆以胃气的多少为判断的依据。有胃气者为平脉，胃气少者为病脉，全无胃气者为死脉。张介宾说得很好。他说："欲察病之进退吉凶者，当以胃气为主。察之之法，如今日尚和缓，明日便弦急，知邪之愈进，邪愈进，则病愈甚矣。今日甚弦急，明日稍和缓，知胃气之渐至，胃气至，病渐轻矣。……至于死生之兆，亦惟以胃气为重。"

所谓脉无胃气，就是脉之形态毫无和缓从容之象，表示胃气已绝，真脏脉见，预后不佳。所以脉无胃气，亦称之谓真脏脉。即《素问·平人气象论》所谓："所谓无胃气者，但得真脏脉不得胃气也。"真脏脉的表现，或坚锐之极，或散漫之极，或脉来数极，或脉来慢极，或混乱无序，全失脾胃中和之象，故多主死。

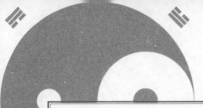

真脏脉见，为什么会主死呢？张介宾解释得很透彻，他说："若脉无胃气，即名真脏脉见，真脏何以当死？盖人有元气，出自先天，即天气也，为精神之父；人有胃气，出乎后天，即地气也，为血气之母。其在后天，必本先天为主持；在先天，必赖后天为滋养。无所本者死，无所养者亦死。何从验之？如但弦，但钩，但毛，但石之类，皆真脏也。此以孤脏之气独见，而胃气不能相及，故当死也。且脾胃属土，脉本和缓；土惟畏木，脉则弦强。凡脉弦急者，此为土败木贼，大非佳兆。"

这说明，如果脉象到了无胃气的程度，说明胃气已绝，后天化源已绝，水谷的给养已绝，故死。现将五脏的真脏脉分述如下：

①肝之真脏脉，弦急强劲，如循刀刃，如新张弓弦，毫无冲和之象，为肝脏死脉。②心之真脏脉，特点是坚而搏指，如循薏苡仁，如操带钩，绝无圆润流利之象，为心脏死脉。③脾之真脏脉，表现特点有二：或坚锐不柔，如鸟之喙、乌之距；或如屋之漏，水之流，乍快乍慢，散乱无序，此均失去脾土中和之象，为脾脏死脉。④肺之真脏脉，特点是大而虚，如风吹毛，如以毛羽触人皮肤，空虚无根，散乱无绪，全无敛意，为肺脏死脉。⑤肾之真脏脉，特点是搏而绝，发如夺索，如指弹石，辟辟然，全无柔和之象，为肾脏死脉。

由上可见，诊察脉之有无胃气，对判断生死，有很重要的意义。

4. 辨十怪脉决生死

元代危亦林积三世家传及个人的临床经验，总结出十怪脉，预断生死，颇有价值。现将十怪脉的脉象及主病整理如下：

（1）**釜沸** 脉在皮肤，浮数之极，如釜沸中空，绝无根脚。即脉浮数无根，如水之沸腾，息数全无。主三阳热极，无阴之候。

（2）鱼翔　脉在皮肤，头定而尾摇，浮浮泛泛，似有似无，如鱼之翔。即脉浮极微，至数不清。主三阴寒极，亡阳之候。

（3）弹石　脉在筋肉之下，辟辟凑指，如指弹石。即脉沉而实，促而坚，有如用指弹石之感。为肾经真脏脉也，难治。

（4）解索　脉在筋肉之上，乍疏乍密，散乱无序，如解乱绳之状。即脉跳忽快忽慢，节律紊乱。主肾与命门之气皆亡。

（5）屋漏　脉在筋骨间，如残漏之下，良久一滴，溅起无力，状如水滴溅地貌。即脉来极慢，很久一跳，间歇不匀。主胃气营卫俱绝。

（6）雀啄　脉在筋骨间，连连急数，三五不调，至而复作，如雀啄食之状。即脉来急而数，节律不齐，止而复跳。主脾胃之气已绝。

（7）偃刀　如抚刀刃，浮之小急。即脉弦细紧急，如手触刀刃之感。是肝之危脉。

（8）转豆　脉来累累，如循薏苡仁之状。即脉来如豆转，来去捉摸不定，并无息数，是心之死脉。

（9）麻促　脉如麻子纷乱，细微至甚。即脉急促零乱，极细而微。是卫枯荣血独涩，危重之候。

（10）虾游　脉在皮肤，来则隐隐其形，时而跃然而去，如虾游冉冉，忽而一跃的状态。即脉浮而至数不清，时而一跳，继而消失。主死候。

这些脉象，均是无胃气、无神、无根之脉，以其有别于常，故称怪脉，又称败脉、死脉。多见于病人临终之前，其脉律紊乱较疾脉、促脉、结脉、代脉、散脉更为严重，故预后极其不良。应提高警惕，争取时间，积极抢救。张翼在《谈切脉》中对十怪脉分析说：从十怪脉的脉象来看，大致可分为两类："一类是脉率极快，节律不齐，急促零乱，忽疏忽密者，如雀啄、弹石、解索、釜沸、转豆、麻促……此类脉象均见于危重病人有严重心律紊乱之时，如房室分离伴心动过速及多发性多源性室性期前收缩时，其脉可如雀啄、解索、麻促。各种心率较快的心动过速及心房、心室扑动，其脉可如弹石、偃刀、转豆及釜沸。""另一类是脉跳极慢，脉律不齐，似有似无，隐隐约约，很久跳动一次者，前人形容如屋之漏，如鱼之翔，如虾之游。……此类脉也见于危重患者有完全性房室传导阻滞，结性心律，室性自搏等严重心律紊乱之时。"总之，以上脉象多见于各种严重的器质性病变。如各种心脏病、心力衰竭、心律紊乱、严重的肝肾损害、失血失水、电解质紊乱、中毒及感染等。由于病情严重，死亡率高，前人对有些定为绝脉是有一定道理的。

诊断生死之脉，以察来去之势为最要，此阴阳嘘噏之机也。凡脉来去毫无从容和缓、节律匀称之热，而表现为极坚、极微、极数、极慢、极乱、极浮、极沉（括脉绝），皆是死证，谓之八死脉。但见一者便死，不必悉具。一言以蔽之，脉极则死。真脏脉、十怪脉皆不出此。且据极之轻重，可预测死期。为便于理解运用，再列举如下：

1）极坚类："死心脉来，前曲后居，如操带钩，曰心死。""死肝脉来，急益劲，如新张弓弦，曰肝死。""死肾脉来，发如夺索，辟辟如弹石，曰肾死。""死脾脉来，锐坚如鸟之喙，如鸟之距。"

（上出《素问·平人气象论》）

2）极微："死肺脉来，如物之浮，如风吹毛。"（《素问·平人气象论》）"极细而软，按之如欲绝，若有若无。"

3）极数："人一呼脉四动以上，曰死。"（《素问·平人气象论》）"上下左右相失，不可数者，死。"（《素问·决死生论》）"但为急促，数时一至，如趋而蹶，进则必死。"（明李中梓《诊家正眼》）

4）极慢："人一呼脉一动，一吸脉一动，曰少气。""死脾脉来……如屋之漏……曰脾死。""脉绝不至曰死。"

（上出《素问·平人气象论》）

脉来一息二至以下，甚则断绝不至，为脉慢之极，元气已竭，皆属病情危殆。寸口脉绝不至，应再诊察人迎（颈侧动脉）、跌阳（足背动脉）。因二脉属足阳明胃经。如果人迎、跌阳亦脉绝不至，表明胃气已绝，死在顷刻，应争分夺秒，进行抢救。

5）极乱："死脉之来，……如屋之漏，如水之流，曰脾死。"脉"乍疏乍数，死。"

（上出《素问·平人气象论》）

"参伍不调者病；三部九候皆相失者，死。""其脉乍数乍疏，乍迟乍疾者，日乘四季，死。""中部乍疏乍数者，死。"

（上出《素问·决生死论》）

古人论脉，常谓可以决生死，定吉凶，究竟凭什么能够做到这一点？《医学源流论》一书，综合前人经验，很充分地回答了这个问题，特再表而出之，使脉诊在临床上，能发挥它的最大作用。作者说："生死于人大矣，而能于两手方寸之地，微末之动，即能决其生死，何其近乎巫耶！然古人往往百不失一者，何哉？其大要则以胃气为本。盖人之所以生，本乎饮食。《灵枢》云：'谷入于胃，乃传之肺，五脏六腑，皆以受气。'寸口属肺经，为百脉之所会，故其来也，有生气以行乎其间。融和调畅，得中土之精英，此为有胃气，得者生，失者死，其大较也。""其次，则天运之顺逆，人气与天气相应，如春气属木，脉宜弦；夏气属火，脉宜洪之类，反是则与天气不应。""又其次，则审脏腑之生克，如脾病畏弦，木克土也；肺病畏洪，火克金也，反是则与脏气无害。""又其次，则辨病脉之从违。病之与脉，各有宜与不宜，如脱血之后，脉宜静细，而反洪大，则气亦外脱矣；寒热之症，脉宜洪数，而反细弱，则真元将陷矣；至于真脏之脉，乃因胃气已绝，不营五脏，所以何脏有病则何脏之脉独

107

现。"最后又说："凡此，皆《内经》、《难经》等书，言之明白尽详，学者苟能潜心观玩，洞然易晓，此其可决者也。"

（三）诊脉生死总诀

1. 死脉要诀

"万机四脉既包括，生死何尝另有元。浮散沉无迟一点，数来无数病难痊。"

按：可以看出：解索、鱼翔、釜沸、浮散也。虾游、沉无也。屋漏，迟一点也。雀啄、弹石，数来无数也。

对于怪脉的描述和预后，总结得也很扼要，云："雀啄连来三五啄；屋漏半日一点落。弹石硬来寻即散，搭指散乱真解索。鱼翔似有又似无，虾游静中跳一跃。更有釜沸涌如羹，但占夕死不须药。"

按：以上诸脉，若久病见之，皆死脉也。若用药饵克伐，立亡。暴见者急宜用参、芪、归、附救之，多有复生。

又曰："六脉若失更无凭，可诊三脉于其足，太冲太溪冲阳穴，有无生死决之速。"

按：太冲穴，肝脉，在两足大趾行间上二寸动脉中。太溪穴，命门脉，在足内踝后跟骨上动脉凹陷中，凡重病必须诊太冲太溪，应手动者生，止而不动者死。若伤寒必诊冲阳脉，在足跗内庭上五寸骨间动脉，乃足阳明胃经，动则为有胃气，止则谓无胃气，是三脉虽不比手之六脉可通十二经，然手脉既失，亦可诊以断决死生。古人设此者，正欲冀其万一耳。

（以上根据李梴《医学入门》摘采整理）

2. 脉赋

欲测疾兮生死，须详脉兮有灵。左辨心肝之理，右察脾肺之情。此为寸关所主，肾即两尺分并。三部五脏易识，七诊九候难明，昼夜循环荣卫须有定数，男女长幼大小各有殊形。复有节气不同，须知春夏秋冬。建寅卯月兮木旺，肝脉弦长以相从。当其已午，心火而洪。脾属四季，迟缓为宗。申酉是金为肺，微浮短涩宜逢。月临亥子，是乃肾家之旺，得其沉细，各为平脉之容。

既平脉之不衰，反见鬼兮命危。子扶母兮瘥速，母抑子兮退迟。得妻不同一治，生死仍须各推。假令春得肺脉为鬼，得心脉乃是肝儿。肾为其母，脾则为妻，春得脾而莫疗，冬见心而不治；夏得肺而难瘥，秋得肝亦可疑。此乃论四时休旺之理，明五行生克之义；举一隅而为例，则三隅而可知。按平弦而若紧，欲识涩而似微。浮芤其状相反，沉伏殊途同归，洪与实而形同仿佛，濡与弱而性带依稀。先辨此情，后诊其理，更复通于药性，然后可以为医。

既已明其三部，须知疾之所有。寸脉急而头疼，弦为心下之咎，紧是肚痛之征，缓即皮顽之候。微微冷入胸中，数数热居胃口。滑主壅多，涩为气少，胸连胁满，只为洪而莫非，脐引疼疼，缘是沉而不谬。

更过关中，浮缓不餐，紧牢气满，喘急难瘥。弱以数兮胃热，弦以滑兮胃寒。微即心下胀满，沉兮膈上吞酸。涩即宜为虚视，沉乃须作实看。下重缘濡，女萎散疗之在急；水攻因伏，牵牛汤泻则令安。

尔乃尺中脉滑，定知女经不调；男子遭此之候，必主小腹难消，伏脉谷兮不化。微即肚痛无憀，弱缘胃热上壅。迟是寒于下焦。胃冷呕逆，关中涩候，腹胀阴疝尺内弦牢。紧则痛居其腹，沉乃疾在其腰，濡数浮芤皆主小便赤涩。细详如此之候，何处能逃？

若向女子何因尺中不绝，胎脉方真，太阴洪而女孕，太阳大而男妊；或遇俱洪而当双产。此法推之其验若神。月数断之，各依其部。假令中冲若动，此乃将及九旬。

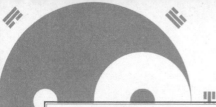

　　患者要知欲死，须详脉之动止。弹石劈劈而又急，解索散散而无聚。雀啄频来而又往，屋漏将绝而复起。虾游冉冉而进退难寻，鱼翔澄澄而迟疑掉尾。嗟夫！遇此之候，定不能起，纵有丸丹，天命而已。

　　复有困重沉沉，声音劣劣。寸关虽无，尺犹不绝，往来息均，踝中不歇。如此之流，何忧殒灭？经文具载，树无叶而有根，人困如斯，垂死乃当更活。

　　（上出王叔和《脉经》）

3. 五色脉论

　　面青，无右关脉，脾绝，木克土。面赤，无右寸脉，肺绝，火克金。面白，无左关脉，肝绝，金克木。面黄，无左尺脉，肾绝，土克水。面黑，无左寸脉，心绝，水克火，五绝者，死。凡五绝者，当时即死，非其时则半岁死耳。五色虽见，而五脉不见，即非死者矣。

（四）脉象归类简表

1. 四时五脏平、病、死脉比较表（据《素问·平人气象论》整理）

脏时	脉　名	脉　　　象	注　　释
肝 （春）	春胃微弦 曰平	平肝脉来，软弱招招，如揭长竿末梢，曰肝平，春以胃气为本。	招招，犹迢迢也。揭，高举也。高揭长竿，梢必柔软，即微缓弦长之义。
	弦多胃少 曰肝病	病肝脉来，盈实而滑，如循长竿，曰肝病。	盈实而滑，弦之甚过也，如循长竿，无末梢之和软也，亦弦多胃少之义。
	但弦无胃 曰死	死肝脉来，急益劲，如新张弓弦，曰肝死。	劲，强急也。如新张弓弦，弦之甚也，亦但弦无胃之义。
心 （夏）	夏胃微钩 曰平	平心脉来，累累如连珠，如循琅玕，曰心平，夏以胃气为本。	脉来中手如连珠，如循琅玕者，言其甚满滑利，即微钩之义也。琅玕，玉而有光者，似珠。
	钩多胃少 曰心病	病心脉来，喘喘连属，其中微曲，曰心病。	喘喘连属，急促相似也。其中微曲，即钩多胃少之义。
	但钩无胃 曰死	死心脉来，前曲后居，如操带钩，曰心死。	操，持也。前曲者，谓轻取则坚强而不柔。后居者，谓重取则牢实而不动，如持革带之钩，而全失冲和之气，是但钩无胃也。

上
篇

脏时	脉名	脉象	注释
脾 (长夏)	长夏胃微软弱曰平	平脾脉来，和柔相离，如鸡践地，曰脾平，长夏以胃气为本。	和柔，雍容不迫也。相离，匀净分明也。如鸡践地，从容轻缓也。此即冲和之气，亦微软弱之义。
	弱多胃少曰脾病	病脾脉来，实而盈数，如鸡举足，曰脾病。	实而盈数，强急不和也。如鸡举足，轻疾不缓也。言弱多胃少，言实而盈数，皆失冲和之气。
	但代无胃曰死	死脾脉来，锐坚如鸟之喙，如乌之距，如屋之漏，如水之流，曰脾死。	如鸟之喙，如乌之距，言坚锐不柔也，如屋之漏，点滴稀疏也。如水之流，去而不返也。是皆脾气绝而怪脉见。亦但代无胃之义。
肺 (秋)	秋胃微毛曰平	平肺脉来，厌厌聂聂，如落榆荚，曰肺平，秋以胃气为本。	厌厌聂聂，众苗齐秀貌。如落榆荚，轻浮和缓貌。即微毛之义。
	毛多胃少曰肺病	病肺脉来，不上不下，如循鸡羽，曰肺病。	不上不下，往来涩也。如循鸡羽，轻浮虚也。亦毛多胃少之义。
	但毛无胃曰死	死肺脉来，如物之浮，如风吹毛，曰肺死。	如物之浮，空虚无根也。如风吹毛，散乱无绪也。亦但毛无胃之义。
肾 (冬)	冬胃微石曰平	平肾脉来，喘喘累累如钩，按之而坚，曰肾平，冬以胃气为本。	冬脉沉石，故按之而坚。若过于石，则沉伏不振矣。故必喘喘累累，如心之钩。阴中藏阳，而得微石之义。
	石多胃少曰肾病	病肾脉来，如引葛，按之益坚，曰肾病。	脉如引葛，坚搏牵连也。按之益坚，石基不和也。亦石多胃少之义。
	但石无胃曰死	死肾脉来，发如夺索，辟辟如弹石，曰肾死。	索如相夺，其劲必甚。辟辟如弹石，其坚必甚。即但石无胃之义。

2. 28脉归类主病预后一览表

脉纲	共同特点	脉名	脉象特点	类 / 主病	预后
浮脉类	轻取即得	浮	举之有余，按之不足	表证	病轻，吉
		洪	脉形阔大，来盛去衰	热盛	病重，多吉
		濡	浮细而无力	主虚，又主湿	吉
		散	浮大无根	元气耗散，脏腑之气将绝	危，多死
		芤	浮大中空，如按葱管	失血，伤阴	重，多吉
		革	浮而搏指，中空边坚	亡血，失精，崩漏	多吉
沉脉类	重按始得	沉	轻取不应，重按始得	里证	轻，吉
		伏	重按推至筋骨始得	邪闭，厥证，痛极	危重
		弱	沉细无力	气血两虚	势缓
		牢	沉按实大弦长	阴寒内积，疝气，癥瘕	势缓
迟脉类	一息不足四至	迟	一息不足四至	寒证	多吉
		缓	一息四至，脉来怠缓	脾虚，湿证	吉
		涩	往来艰涩，迟滞不畅	精伤，血少；气滞，血瘀	吉
		结	脉率迟缓，时见一止，止无定数	阴盛气结，寒痰瘀血	预后较差

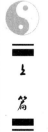

续表

脉纲	共同特点	脉名	相 象 特 点	类	主	预后
数脉类	一息五至以上	数	一息五至以上	热证		多苦
		疾	脉来急数，一息七至八至		阳极阴竭，元气将脱	危，多死
		促	脉来急数，时见一至，止无定数		阳热亢盛，气滞血瘀，痰食停积	多苦
		动	脉短如豆，滑数有力		痛，惊	危，急
虚脉类	应指无力	虚	举按无力，软而空豁		气血两虚	苦
		细	脉细如线，应指明显		气血俱虚，诸虚劳损，又主湿	苦
		微	极细极软，似有似无		阴阳气血诸虚，阳气暴脱	极危
		代	动而中止，良久自还，止有定数		脏气衰微，风证、痛证、跌扑损伤	预后不良
		短	首尾俱短，不及本位		有力主气郁，无力主气损	势缓
实脉类	应指有力	实	举按皆大而有力	实证		苦
		滑	往来流利，应指圆滑		痰，食积，实热	多苦
		弦	端直以长，如按琴弦		肝胆病，诸痛、痰饮	重，多苦
		紧	脉薄紧张有力，状如转索		寒证、痛证、宿食	重，多苦
		长	首尾端直，超过本位		阳气有余，热证	轻，吉

（五）临床验证

1. 病脉相顺，不死案

"齐淳于司马病，臣意切其脉，告曰：'当病迥风。迥风之状，饮食下嗌辄后之。病得之饱食而疾走。'淳于司马曰：'我之王家食马肝，食饱甚，见酒来，即走去，驱疾至舍，即泄数十出。'臣意告曰：'为火齐米汁饮之，七八日而当愈。'时医秦信在旁，臣意去，信谓左右阁都尉，曰：'意以淳于司马病为何？'曰：'以为迥风，可治。'信即笑曰：'是不知也。淳于司马病，法当后九日死。'即后九日不死，其家复召臣意。臣意往问之，尽如意诊。臣即为一火齐米汁，使服之，七八日病已。所以知之者，诊其脉时，切之，尽如法。其病顺，故不死。"

2. 死案

"齐中郎破石病，臣意诊其脉，告曰：'肺伤，不治，当后十日丁亥溲血死。'即后十一日，溲血而死。破石之病，得之堕马僵石上。所以知破石之病者，切其脉，得肺阴气，其来散，数道至而不一也。色又乘之。所以知其堕马者，切之得番阴脉，番阴脉入虚里，乘肺脉。肺脉散者，固色变也乘之。所以不中期死者，师言曰：'病者安谷即过期，不安谷则不及期。'其人嗜黍，黍主肺，故过期。所以溲血者，诊脉法曰：'病养喜阴处者顺死，养喜阳处者逆死。'其人喜自静，不躁，又久安坐，伏几而寐，故血下泄。"

3. 又案

"齐王侍医遂病，自炼五石服之。臣意往过之，遂谓意曰：'不肖有病，幸诊遂也。'臣意即诊之，告曰：'公病中热，论曰：中热不溲者，不可服五石。石之为药精悍，公服之不得数

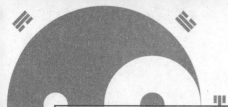

溲，亟勿服。色将发痈。'遂曰：'扁鹊曰：阴石以治阴病，阳石以治阳病。夫药石者有阴阳水火之齐，故中热，即为阴石柔齐治之；中寒，即为阳石刚齐治之。'臣意曰：'公所论远矣。扁鹊虽言若是，然必审诊，起度量，立规矩，称权衡，合色脉，表里有余不足顺逆之法，参其人动静与息相应，乃可以论。论曰：阳疾处内，阴形应外者，不加悍药及镵石。'夫悍药入中，则邪气辟矣，而宛气俞深。诊法曰：'二阴应外，一阳接内者，不可以刚药。'刚药入则动阳，阴病益衰，阳病益著，邪气流行，为重困于俞，忿发为疽。意告之后百余日，果为疽发乳上，入缺盆，死。此谓论之大体也，必有经纪。拙工有一不习，文理阴阳失矣。"

4. 脏气相反，死案

"臣意尝诊安阳武都里成开方，开方自言以为不病，臣意谓之病若沓风，三岁四肢不能自用，使人瘖，瘖即死。今闻其四肢不能用，瘖而未死也。病得之数饮酒以见大风气。所以知成开方病者，诊之，其脉法奇咳，言曰：'脏气相反者死'。切之，得肾反肺，法曰'三岁死'也。"

5. 又案

"安陵阪里公乘项处病，臣意诊脉，曰：'牡疝。'牡疝在膈下，上连肺。病得之内。臣意谓之：'慎毋为劳力事，为劳力事则必呕血死。'处后蹴踘，要蹶寒，汗出多，即呕血。臣意复诊之，曰：'当旦日日夕死。'即死。病得之内。所以知项处病者，切其脉得番阳，番阳入虚里，处旦日死。一番一络者，牡疝也。"

（上出《史记·扁鹊仓公列传》）

按：仓公一生中，所决生死验案和治愈者很多，以上只不过举例而已，正如《史记》所载："臣意曰：'他所诊期，决死生及所治已病众多，久颇忘之，不能尽识，不敢以对。'"

当然，由于历史条件和一个人的智慧所限，不可能预断的百发百中。正如司马迁所说："为人治病，决死生多验。"仓公本人也客观地回答了这个问题。如《史记》云："问臣意：'诊病决死生。能全无失乎？'臣意对曰：'意治病人，必先切其脉，乃治之。败逆者不可治，其顺者乃治之。心不精脉，所期死生视可治，时时失之，臣意不能全也。'"

但是所预断之死期，只是一般规律，并不是绝对不变的，因为在疾病的演变过程中，往往受到饮食、情志及治疗当否的影响，正如仓公所云："问臣意，曰：'所期病决死生，或不应期，何故？'对曰：'此皆饮食喜怒不节，或不当饮药，或不当针灸，以故不中期死也。'"

今案：社友韩茂远，伤寒八九日以来，口不能言，体不能动，四肢俱冷，六脉皆无，以手按腹，两手护之，眉皱作楚，按其跌阳，大而有力，乃知腹有燥屎也，遂下之得燥屎六七枚，口能言，体能动矣。（此是以跌阳脉为据，诊治得生。）

又案：休宁吴文哉，患伤寒，烦躁昏乱，闷绝，时索冷水，手扬足掷，难以候脉，五六人制之，方得就诊，洪大无伦，按之如丝。遂用理中汤加参附，煎成入井，冰冷与饮，甫及一时，狂躁定矣。（此是以脉沉取为凭，诊治获生。）

七、死期的预测

（一）死期预测的理论特点

死期预测对于临床上某些危重病证的积极抢救和预防性治疗具有一定的指导意义。因此从《内经》开始，至华佗、张仲景等后世医家，无不重视。

所谓死期，是指以死证出现到生命体征消失所需时间的统称。死期的预测，就是针对病情，遵循一定的理论依据和方法，推测计算具体死亡的时间。其时限分为几年、几月、几日、几时以及立死（或卒死）五种。

死期预测的理论根据是什么呢？祖国医学认为，"正气存内，邪不可干"。就是说，人体正气的盛衰，在疾病的发生、发展、变化、预后和转归的过程中起着主导作用。正气虚弱是发生疾病的根本原因。正胜邪却，疾病就向着好转或痊愈方向发展；正不胜邪，则病情就恶化，甚至死亡。因此，正气盛衰存亡的变化，就成为预测死期的生理病理基础。

《内经》依据人与天地相应的整体观点，总结出人体脏腑的机能的活动，随着天地阴阳四时日月的变化而变化的规律。一年之中有四时寒暑的变化，人则五脏之气与之相通应，以"应四时各有收受。"。"四变之动，脉与之上下"，表现出春弦、夏钩、秋毛、冬石的变化。月有圆缺，人体的正气随月之盈亏亦有盛衰变化。一般是月亏时正气较弱，贼邪易犯。一日中有昼夜之交替，人之正气，尤其是占主导地位的阳气，随昼夜交替而起伏。

正如《素问·生气通天论》所说："阳气者，一日而主外。平旦人气生，日中而阳气隆，日西而阳气已虚，气门乃闭。"所以，人体在患病的情况下，自然界的阴阳变化就会对疾病产生或好或坏的影响，据此便可以对疾病的预后转归作出判断。正如《灵枢·顺气一日分为四时篇》所谓："朝则人气始生，病气衰，故旦慧；日中人气长，长则胜邪，故安；夕则人气始衰，邪气始生，故加；夜半人气入脏，邪气独居于身，故甚也。"

从以上说明人体正气在生理状态和病理情况下都存在随四时阴阳或一月一日阴阳的变化而变化的规律。当天地间阳气衰弱时，人体卫气的抗邪能力也最低，阴寒之邪最猖厥。此时邪胜正衰，正不胜邪，有可能导致死亡。故明代张介宾说："分阳未尽则不死。"一年中的春分、秋分、冬至、夏至，和一日中的日中、夜半、平旦、黄昏为阴阳之气交替之时，当人体病至阴阳极度失调时，外界阴阳的变化，寒暑的变迁，就有可能导致人体阴阳的离决，因此也是可能发生死亡的时间。由此可见，从"天人相应"整体观念出发所建立起来的预测死生的理论原则，正体现了祖国医学的理论特点。

（二）死期预测的方法

根据"天人相应"的理论，采用测天计时的方法推测人体生理病理变化，进而推断病危时日。总结历代医家的论述及临床所运用者，有以下五种：

1. 五行生克预测法

祖国医学将人之五脏分属五行，各有主令和主时。如肝木主春主寅卯（甲乙），3～7时；心火主夏主巳午（丙丁），9～13时；肺金主秋主申酉（庚辛），15～19时；肾水主冬主亥子（壬癸），

21～1时；脾土主四季主辰未戌丑（戊己），即辰7～9时，未13～15时，戌19～21时，丑1～3时。

由于五行之间存在相克的关系，不同脏腑的疾病，在四时阴阳的变化中受到不同的影响。正如《素问·脏气法时论》说："病在肝，愈于夏，夏不愈，甚于秋，秋不死，持于冬，起于春。"又说："肝病者，愈在丙丁，丙丁不愈，加于庚辛，庚辛不死，持于壬癸，起于甲乙。肝病者，平旦慧，下晡甚，夜半静。"

这就是说，肝脏有病，在一年四时中，其变化规律是：愈于夏天；若至夏天不愈，到秋天病情就要加重；秋天如果没有死亡，至冬天病情呈相持状态，到了明年春天才能好转。如果以甲子纪日，肝脏有病，其变化规律是：痊愈当在丙丁日；丙丁日如果不好，到庚辛日病情就更加重，庚辛日没有死亡，至壬癸日呈相持状态，到了甲乙日才能好转。患肝病的人，在一日之中的变化规律是：在天刚亮时精神比较清爽，到了傍晚的时候，病情就比较重，到了半夜时候便安静了。

余脏皆仿此。下面举《藏气法时论》之文，逐一说明五脏病变在一日之中的变化规律。

"肝病者，平旦慧，下晡甚，夜半静。"春生、夏长、秋收、冬藏是气之常也，人亦应之。以一日分为四时，朝则为春，日中为夏，日入为秋，夜半为冬，故自得其位而慧，至其所不胜而甚，至其所生而静也。平旦乃木气生旺之时，故爽慧。下晡乃金旺之时，故病甚。夜半得母之生气，故安静。

"心病者，日中慧，夜半甚，平旦静。"日中乃火气生旺之时，心属火，自得其位，故慧；夜半乃水旺之时，故病甚；平旦得母之生气，故安静。

"脾病者，日昳慧，日出甚，下晡静。"，昳，日晨也。应长夏之时，故慧。日出乃木旺之时，故甚。下晡乃申酉之分，应秋金之令，故静。

"肺病者，下晡慧，日中甚，夜半静。"下晡乃金旺之时，自得其位，故慧；日中乃火旺之时，故病甚；夜半应冬水之令，金水相生，故静。

"肾病者，夜半慧，四季甚，下晡静。"四季，辰戌丑未时也。肾病者水旺则慧，土旺则甚，金旺则静。

《华佗神医秘传·五色脉论》云："面青，无右关脉，脾绝，木克土；面赤，无右寸脉，肺绝，火克金；面白，无左关脉，肝绝，金克木；面黄，无左尺脉，肾绝，土克水；面黑，无左寸脉，心绝，水克火。五绝者死。凡五绝当时即死。非其时则半岁死耳。五色虽见，而五脉不见，即非死者矣。"

由此可见，在病理情况下，至其被克之时，容易产生不良反应，导致病情或甚或死。其死日即可由此而推测。推测时，将时支的属性与患病脏腑的属性按五行相克之理推算，便可测知死亡时刻。其总的要旨是"死于其所不胜"之时。

但必须指出，运用这种推测方法，必须熟知其常，而后达其变。换言之，必须先确定五脏的正常色、脉，然后才可以推论病症轻重时间，才能预决死生的日期。如《伤寒论·平脉法》云："问曰：东方肝脉，其形何似？师曰：肝者木也，名厥阴。其脉微弦，濡弱而长，是肝脉也。肝病自得濡弱者愈也。假令得纯弦脉者死。何以知之？以其脉如弦直，此是肝脏伤，故知死也。……"又说："西方肺脉，其形何似？师曰：肺者，金也。名太阴，其脉毛浮也。肺病自得此脉。若得缓迟者，皆愈。若得数者，则剧。何以知之？数者南方火，火克西方金，法当痈肿，为难治也。问曰：二月得毛浮脉，何以处言至秋当死。师曰：二月之时，脉当濡弱，反得毛浮者，故至秋死。二月肝用事，肝属木，脉应濡弱，反得毛浮者，是肺脉也。肺属金，金来克木，故知至秋死。他皆做此。"

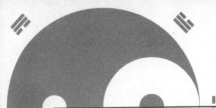

《脉决乳海·诊四时病五行相克脉》歌诀云：春得秋脉定知死，死在庚辛申酉里；夏得冬脉亦如然，还于壬癸为期尔；严冬诊得四季脉，戊巳辰戌还是厄；秋得夏脉亦同前，为缘丙丁相刑克；季月季夏得春脉，克在甲寅病应极；值逢乙卯亦非良，此是五行相鬼贼。

2. 阴阳盛衰推测法

一年中有春夏秋冬四时的变化，一日与之相应。"朝则为春，日中为夏，日入为秋，夜半为冬"。"春夏则阳气多而阴气少，秋冬则阴气盛而阳气衰"。一日十二时辰之子午卯酉，一年二十四节气之二分、二至，是阴阳气交的枢机，为一日和一年最关键的时刻。人体疾病的阴阳属性受其影响，容易恶化，甚至死亡。因此，可以以此来推测死亡的时刻。如阴病在冬至或夜半阴邪盛之时，阴邪得阴助，阳气更衰，可出现在阴无阳而死。同样道理，阳病在夏至或日中之时，阳邪得阳助，易导致阳盛阴竭，阳无所依而脱散，故也死。又如，心属火，病死多在"冬夜半，夏日中"。其理明代名医张介宾阐述较详，他说："冬月夜半，水旺之极也；夏月日中，火旺之极也。心火畏水，故冬则死于夜半，阳邪亢极，故夏则死于日中。盖衰极亦死，盛极亦死。有所偏盛，则有所偏绝也。"

《伤寒论·平脉法》也云："师曰：脉肥人责浮，瘦人责沉。肥人当沉，今反浮，瘦人当浮，今反沉。故责之。""师曰：寸脉下不至关为阳绝，尺脉上不至关为阴绝，此皆不治，决死也。若计其余命生死之期，期以月节克之也。"

《古今医统·久病期候》云："久病反候，春沉夏微，秋洪冬浮，过时命终。尺脉上不至关，阴绝，死于春夏；寸脉下不至关，阳绝，死于秋冬。"

3. 生成数推断法

生成数出自《河图》，是古人以数序表示阴阳盛衰，万物化生之道的。其与五脏相配的情况是：肝脏生于5成于8，心脏生于2成于7，肺脏生于4成于9，肾脏生于1成于6，脾生于5成于10。

《太素脉秘诀》云："假如诊心脉，得一数六数而止者，是水克火，遇丙辛及辰戌日时死也。""肝脉诊得四数九数而止，是金克木，遇乙庚、卯酉日时死。""脾脉诊得三数八数而止，是木克土，遇丁壬、巳亥日时死。""肺脉诊得二数七数而止，是火克金，遇戊癸、子午日时死。""肾脉诊得五数十数而止，是土克水，遇甲乙、丑未日时死。"

《太素脉秘诀·河图生成决生死秘诀》又说："天一生水，地六成之；地二生火，天七成之；天三生木，地八成之；地四生金，天九成之；天五生土，地十成之。"

"假如心脉诊得一动一止，六动一止，十一、十六、二十一、二十六、三十一、三十六、四十一、四十六动而止者，是水克火也。又遇丙辛、辰戌年月日时，死也。"

"假如肺脉诊得二动一止，七动一止，十二、十七、二十二、二十七、三十二、三十七、四十二、四十七动而止者，是火来克金也。又遇戊癸、子午年月日时，必死也。"

"假如肝脉诊得四动一止，九动一止，十四、十九，二十四、二十九、三十四、三十九、四十四、四十九动而止者，是金克木也。又遇乙庚、卯酉年月日时死也。"

"假如脾脉诊得三动一止，八动一止，三十、十八、二十三、二十八、三十三、三十八、四十三、四十八动而止者，是木克土也。又遇丁壬、巳亥年月日时，死也。"

"假如肾脉诊得五动一止，十动一止，十五、二十、二十五、三十、三十五、四十，四十五动而止者，是土克水也。又遇甲己、丑未年月日时，死也。"

"脉运化气岁干先，前进四位是在泉，后位同上依般用，此法诊之作地仙。"

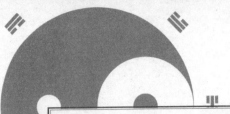

寓义深奥，难以言传。图示如下，见图9。

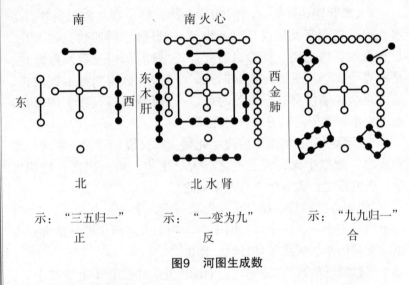

图9　河图生成数

4. 卒死的预测

《灵枢·二十五人篇》中记有"火形之人……不寿暴死"的内容。可见，根据形体和情志等情况，可以预测。可资临床参考，现录于下：

"火形之人，比于上徵，似于赤帝；其为人赤色，广䏖，脱（锐）面，小头，好肩背髀腹，小手足，行安地，疾心，行摇，肩背肉满，有气，轻财，少信，多虑，见事明，好颜，急心，不寿暴死。能春夏不能秋冬，秋冬感而病生。"

《灵枢·通天篇》云："太阳之人，多阳而少阴。必谨调之，无脱其阴而泻其阳。阴重脱者，易狂。阴阳皆脱者，暴死不知人也。"

无脱其阴而泻其阳者，阳为阴之固也。若阴气重脱，则为易狂，阴阳皆脱则为暴死，盖阳为阴之固，阴为阳之守，阳气生于阴中，阴重脱则阳亦脱矣。

《灵枢·五色篇》云："雷公曰：人不病卒死，何以知之？黄帝曰：大气入于脏腑者，不病而卒死矣。雷公曰：病小愈而卒死者，何以知之？黄帝曰：赤色出两颧，大如拇指者，病虽小愈必卒死。黑色出于庭大如拇指，必不病而卒死。"

大气入脏者，外淫之邪入于脏腑，故不病而卒死。不病者，无在外之形证也。病小愈而卒死者，内因之病脏腑相乘也。赤色出两颧，黑色出于庭，即下文之所谓肾乘心，心先病，肾为应，色皆如是。盖赤者火之色，黑者水之色也。小愈者，水济其火也，卒死者，水淫而火灭也。盖五行之气制则生化，淫胜则绝灭矣。夫病在气者，其色散而不聚，乘于脉中者，其色聚而不散。大如拇指者，血脉之聚色也。肾脉注胸中上络心。赤色出两颧者，肾上乘心而心火之气外出也。黑色出于庭者，肾乘心而心先病，肾为应而亦随之外出，故色皆如是，言皆如拇指也。盖脏者藏也，五色之见于面者，五脏之气见于色也，聚色外见者，脏真之外泄也。故暴死。

另外，有些脏器在人体内居于特殊地位，一旦受邪，每每立刻即死。如作为"人身之大主"的"命门"（谓"死生之窦"），作为"君主之官"的心脏，一旦发生"误刺"和"真心痛"等，每每死在旦夕。"真心痛，手足青至节，旦占夕死，夕占旦死。"

《伤寒论·平脉法》云："师曰：脉病人不病，名曰行尸。以无王气，卒眩仆不识人者，短命则死。人病脉不病，名曰内虚。以无谷神，虽困无苦。"

总之，死期预测理论对临床有一定指导意义。根据王氏报道，曾对《灵枢·经脉》所说："绝汗乃出，故旦占夕死，夕占旦死"的死期，做出182例死亡病例的统计。其中出绝汗50例，其死时最短者40分钟，最长者4天，平均16.8小时。20小时以内者35例，占70%。王氏认为：在时间上与经旨略同。可见《内经》有关死时的记录并非妄说。

关于死亡与季节、时辰的关系，见以下图表（图表甲），供参考。

月　份	12	1	2	3	4	5	6	7	8	9	10	11
死亡数	17	22	31	21	12	14	11	9	14	8	14	9
时　辰		亥	子	丑	寅	卯	辰	巳	午	未	申	酉	戌
死亡数		13	23	17	15	17	15	15	12	15	17	11	13

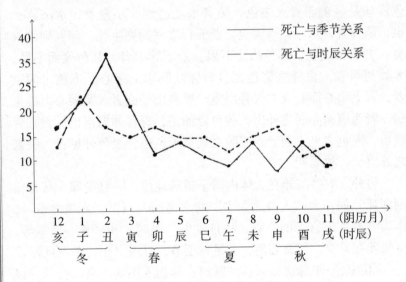

图表甲（见于《河南中医》）

上图说明，死亡与季节的关系和死亡与时辰的关系之间有大致相同的变化规律。其变化规律曲线与"旦慧昼夜夕加夜甚"的变化规律基本相符。关于这方面情况古代论述极其丰富，今摘其精要者于后，供参考。

《脉经·诊三部脉虚实决死生》云：三部脉调而和者生。三部脉废者死。三部脉虚，其人长病得之死；虚而涩，长病亦死；虚而滑亦死；虚而缓亦死；虚而弦急癫病亦死。三部脉实而大，长病得之死；实而滑，长病得之生；卒病得之死；实而缓亦生；实而紧亦生；实而紧急癫痫可治。三部脉僵，非称其人，病便死。三部脉羸，非其人（一作脉）得之死。三部脉麤，长病得之死，卒病得之生。三部脉细而软，长病得之生，细而数亦生，微而紧亦生。三部脉大而数，长病得之生，卒病得之死。三部脉微而伏，长病得之死。三部脉软（一作濡），长病得之不治自愈，治之死；卒病得之生。三部脉浮而结，长病得之死；浮而滑，长病亦死；浮而数，长病风，得之生，卒病得之死。三部脉扎，长病得之生，卒病得之死。三部脉弦而数，长病得之生，卒病得之死。三部脉革，长病得之死，卒病得之生。三部脉坚而数，如银钗股，蛊毒病必死；数而软，蛊毒病得之死。三部脉澈澈如羹上肥，长病得之死，卒病得之生。三部脉连连如蜘蛛丝，长病得之死，卒病得之生。三部脉如霹雳，长病得之死，三十日死。三部脉如弓弦，长病得之死。三部脉累累如贯珠，长病得之死。三部脉如水淹然流，长病不治自愈，治之反死。（一云如水淹者，长病七十日死，如水不流者，长病不治自愈。）三部脉如屋漏，长病十日死。（《千金》云十四日死）三部脉如雀啄，长病七日死。三部脉如釜中汤沸，朝得暮死，夜半得日中死，日中得夜半死。

《千金方·扁鹊诊诸反道死脉要诀》云：扁鹊曰：夫相死脉之气，如群鸟之聚，一马之驭，系水交驰之状，如悬石之落，出筋之上，藏筋之下，坚开之里不在荣卫，伺候交射不可知也。

脉病人不病，脉来如屋漏雀啄者死。又《内经》言得病七八日，脉如屋漏雀啄者死，脉来如弹石，去如解索者，死。脉困病人，脉如虾之游，如鱼之翔者死。脉如悬薄卷索者死。脉如转豆者死。脉如偃刀者死。脉涌涌不去者死，脉忽去忽来，暂止复来者死。脉中侈者死。脉分绝者死。脉有表无里者死。《内经》名曰结去即死。何谓结？脉在指下如麻子动摇，属肾，名曰结，去死近也。

脉五来不复增减者死，《内经》名曰代。何为代？脉五来一止也。脉七来是人坐一夕半时，不复增减，亦名曰代，正死不疑。《内经》言病或有死，或有不治自愈，或有连年月不已；其死生存亡可切脉而知之耶？然，可具知也！设病者若闭目不欲见人者，脉当得肝脉，弦急而长，而反得肺脉浮短而涩者死。病若开目而渴，心下牢者，脉当得紧急而数，反得沉滑而微者死。病若吐血复鼽衄者，脉当得沉细，而反得浮大牢者死。病若谵言妄语，身当有热，脉当洪大，而反得手足四逆、反得沉细微者死。病若腹大而泄，脉当微细而涩，反得紧大而滑者死。此之谓也！《内经》言形脉与病相反者死，奈何？然，病若头痛目痛，脉反短涩者死。病若腹痛，脉反浮大而长者死。病若腹满而喘，脉反滑利而沉者死。病若四肢厥逆脉反浮大而短者死。病若耳聋，脉反浮大而涩者死。病若目䀮䀮，脉反大，而缓者死。左有病而右痛，右有病而左痛，下有病而上痛，上有病而下痛，此为逆，逆者，死不可治。脉来沉之绝，濡浮之不止，推手者半月死（一作半日）。脉来微细而绝者，人病当死，人病脉不病者生，脉病人不病者死。人病尸厥，呼之不应，脉绝者死。脉当大反小者死。肥人脉细小如丝欲绝者死。羸人得躁脉者死。人身涩而脉来往滑者死。人身滑而脉来往涩者死。人身小而脉来往大者死。人身大而脉来往小者死。人身短而脉来往长者死。人身长而脉来往短者死。尺脉上应寸口大迟者，半日死。诊五脏六腑十二经脉，皆有相反。有一反逆，即为死候也。

5. 据真脏脉见以测死期

根据脉证以断死期，是指在一些典型死证出现时可预测死期，其中尤以真脏脉的出现，更能较准确地推断死之时日。如《素问·玉机真脏论》云：

"大骨枯藁，大肉陷下，胸中气满，喘息不便，其气动形，期六月死。真脏脉见，乃予之期日。"

大骨，两臂两腿之骨，大肉，两臂两腿之肉。盖肾主骨而脾胃主肌肉四肢也。夫胃气之资养于五脏者，宗气也。宗气积于胸中，从虚里之大络，贯于十二经脉，经脉逆行，是从胸中气满，阳明气厥，故喘息不便也。其气动形者，心病而欲传之于肺，肺主气，故气盛而呼吸动形也。期以六月死者，令心始传之肺，肺传之肝，肝传之脾，脾传之肾而后死，故有六月之久也。真脏脉见坚而搏，如循薏苡子累累然。予之期日者，当死于壬癸日之中夜也。

"大骨枯藁，大肉陷下，胸中气满，喘息不便。内痛引肩项，期一月死。真脏见，乃予之期日。"

此言肝病至肺而死也。内痛者，肺受其伤。肺之俞在肩背，故痛引肩项也。肝病而已传及于所胜之脏，故当期本月之内而死也。真脏脉见，如循刀刃责责然，如按琴瑟弦。予之期日，当死于庚辛日之薄暮也。

"大骨枯藁，大肉陷下，胸中气满，喘息不便。内痛引肩项，身热，脱肉破䐃。真脏见，十日之内死。"

肺病，故痛引肩背，传于心，故身热。夫心主血而生于肾脏之精。血气盛则充肤热肉，心肾伤而精血衰，故曰脱肉破䐃。䐃，肉之标也。真脏脉见，大而虚，如毛羽中人肤。病传于心，故期以十日之内死。盖心不受邪故死之速。

"大骨枯藁，大肉陷下。肩髓内消，动作益衰。真脏来见，期一岁死。见其真脏，乃予之期日。"

脾主为胃行其津液，淖泽注于骨，补益脑髓，脾病而津液不行，故肩髓先内消也。肩髓者，大椎之骨髓上会于脑，是以项骨倾者，死不治也。脾主四肢，脾病则四肢懈惰，故动作益衰。真脏来见者，如水之流，如鸟之啄，脾土主于四时，脾气灌于四

上篇

129

脏，故虽有真脏来见。尚期有一岁之久。盖以四时五脏之气终而后死也。期死之月，见其真脏之乍数乍疏，乃与之期日。谓当死于甲乙之昧旦也。

"大骨枯藁，大肉陷下，胸中气满，腹内痛，心中不便。肩项身热，破䐃脱肉，目眶陷。真脏见，目不见人立死，其见人者，至其所不胜之时则死。"

《本经》曰：肾病者，大小腹痛。肾传之心，故心中不便。心传之肺，肺传之肝，故肩项身热。肝传之脾，故目眶陷也。真脏脉见，搏而绝，如指弹石辟辟然。如目不见人，肾之精气已绝，故立死。其见人者，余气未尽，至所不胜之时而死，谓当死于日昃。肾为生气之原，生气绝于下，故死之更速也。

"真肝脉至中外急，如循刀刃责责然，如按琴瑟弦，色青白不泽，毛折乃死。真心脉至坚而搏，如循薏苡子累累然，色赤黑不泽，毛折乃死。真肾脉至搏而绝，如指弹石辟辟然，色黑黄不泽，毛折乃死。真脾脉至弱而乍数乍疏，色黄青不泽，毛折乃死。诸真脏脉见者，皆死不治也。"

如循刀刃，如按琴瑟弦，肝木之象也。如薏苡子，如弹石，心肾之象也。皆坚劲之极而无柔和之气也。乍数乍疏，欲灌不能，脾气欲绝之象也。如羽毛中人肤，肺气虚散之象也。盖坚劲虚散，皆不得胃气之中和，人无胃气则死矣。色青白不泽，赤黑不泽，皆兼克贼所胜之色。色生于血脉，气将绝故不泽也。夫脉气流经，经气归于肺，肺朝百脉，输精于皮毛，毛脉合精而后行气于脏腑，是脏腑之气欲绝而毛必折焦也。《灵枢经》曰：血独盛则淡渗皮肤，生毫毛。又曰：经脉空虚，血气弱枯。肠胃儳辟，皮肤薄著。毛腠夭焦，予之死期。是皮毛夭折者，血气先绝也。

综上所述，死期预测的诊断方法，是在中医学"天人相应"的整体观念和阴阳五行学术思想的指导下，以天干地支、五行生克为演绎方法，同时又融合了古代医家的实践经验，而建立起来的一种测天计时的诊断方法，正因为如此，所以它对危急病证的预测推算，并不是单纯地依靠呆板的公式，而是有一定的理论原则和实践经验作基础的。所以它的实用价值有一定可取之处，值得探讨与研究。当然，在实际运用时，尚应根据具体病情，通常达变，灵活运用，而不要受其公式的约束，始为得法。

中　篇

一、内科疾病生死候证辨

（一）外感热病生死

伤　寒　病

1. 伤寒危急证（包括难治证）

太阳病，发汗遂漏不止，其人恶风小便难，四肢微急，难以屈伸者，桂枝加附子汤主之。（阳虚汗漏，未至亡阳。急宜温阳，固阴则生）

下之后，复发汗，昼日烦躁不得眠，夜而安静，不呕不渴，无表证，脉沉微，身无大热者，干姜附子汤主之。（阳虚寒极发躁，甚危急，急宜回阳急救可生）

发汗、若下之，病仍不解，烦躁者，茯苓四逆汤主之。（阴阳俱虚，急宜救阴扶阳则生）

太阳病发汗，汗出不解，其人仍发热，心下悸，头眩身瞤动，振振欲擗地者，真武汤主之。（阳虚外越，水泛肿甚，急宜温阳利水则生）

伤寒六七日，结胸热实，脉沉而紧，心下痛，按之石硬者，大陷胸汤主之。（邪实心痛，急宜开结逐水则生）

结胸证，其脉浮大者，不可下，下之则死。结胸证悉具，脉躁者，亦死。

何谓脏结？答曰：如结胸状，饮食如故，时时下利，寸脉浮，关脉小细沉紧，名曰脏结，舌上白苔滑者，难治。（此为阳

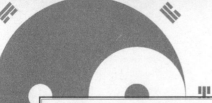

气衰败，阴浊凝结之危症，宜投四逆理中类温阳祛寒之剂，或可挽救其万一)

伤寒脉浮，医以火迫劫之，亡阳必惊狂，卧起不安者，桂枝去芍药加蜀漆牡蛎龙骨救逆汤主之。（火逆导致心阳亡失，心神不守之重症，证热紧急，复阳涤痰则惊平得生）

太阳病中风，以火劫发汗，邪风被火热，血气流溢，失其常度，两阳相熏灼，其身发黄，阳盛则欲衄，阴虚小便难，阴阳俱虚竭，身体则枯燥，但头汗出，齐颈而还，腹满微喘，口干咽烂，或不大便，久则谵语，甚者至哕，手足躁忧，捻衣摸床。小便利者，其人可治。（火逆坏证，从小便有无观察预后。因阳盛阴虚，是火逆一证之纲领，今小便利，是患者一线生机的关键所在，证明津液尚未至竭绝的阶段，调治得法，津液尚有来复之机，故虽重可治。《伤寒论》中并无处方，黄竹斋补方可治：

人参三两，干地黄半斤，龙骨三两，牡蛎四两，茯苓四两。

（上五味以水一斗，煮取三升，分温三服）

柯琴说：凡伤寒之病，以阳为主，故最畏亡阳，而火逆之病，则以阴为主，故最怕阴竭。小便利者为可治，是阴不虚，津液未亡，太阳膀胱之气化犹在也。阳盛阴虚，是火逆一证之纲领，阳盛则伤血，阴虚则亡津，又是《伤寒》一书之大纲领。

太阳病，医发汗，遂发热恶寒，因复下之，心下痞，表里俱虚，阴阳气并竭，无阳则阴独，复加烧针，因胸烦，面色青黄，肤瞤者，难治。今色微黄，手足温者，易愈。（面色青暗而黄，谓土虚木乘，脾胃已败；肤瞤，谓阳气大虚，不能温煦，故难治。面色微黄，手足温，是胃气尚佳，阳气来复，故易治）

脉来动而中止，不能自还，因而复动者，名曰代，阴也，得此脉者，必难治。（大病后期得此者更属可畏，甚至有由于脏气衰微，力不能继，故脉不至而代者，病多不起。《脉经》曰："脉结者生，代者死。"）

伤寒若吐若下后，七八日不解，热结在里，表里俱热，时时恶风，大渴，舌上干燥而烦，欲饮水数升者，白虎加人参汤主之。（里热过盛，气阴大伤之危证，急宜清热，补气生津，方可挽回）

伤寒若吐若下后不解，不大便五六日，上至十余日，日晡所发潮热，不恶寒，独语如见鬼状；若剧者，发则不识人，循衣摸床，惕而不安，微喘直视，脉弦者生，涩者死。微者但发热谵语者，大承气汤主之，若一服利，则止后服。（此是阳明腑实的危候。当此生死关头，可从脉象上进行诊察，脉弦者生，说明阴气尚存；脉涩者死，为阴血枯竭，总以阴气之存亡为安危之要旨）

发汗不解，腹满痛者，急下之，宜大承气汤。

阳明病，发热汗多者，急下之，宜大承气汤。

伤寒六七日，目中不了了，睛不和，无表里证，大便难，身微热者，此为实也，急下之，宜大承气汤。

（以上三条，为阳明三急下证，皆系阳亢阴竭，胃燥津枯之危急证，乃由悍热之气使然，非仅肠胃之燥实，因此，不一定痞、满、燥、坚、实悉俱，然后可下。故急下存阴，起死于倾刻）

少阴病，得之二三日，口燥咽干者，急下之，宜大承气汤。

少阴病，自利清水，色纯青，心下必痛，口干燥者，可下之，宜大承气汤。

少阴病，六七日，腹胀不大便者，急下之，宜大承气汤。（少阴三急下证，和阳明三急下证机制相同。阳明主津液所生病，急下以存胃之津液；少阴主水所生病，急下以救肾水）

阳明病，心下硬满者，不可攻之。攻之利遂不止者死；利止者愈。（利不止，是脾胃之气虚而败绝，故为死候。下后利止，中气尚能自复，故可自愈）

阳明中风，脉弦浮大，而短气，腹部满，胁下及心痛久，按

中篇

137

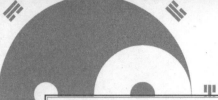

之气不通，鼻干不得汗，嗜卧，一身及目悉黄，小便难，有潮热，时时哕，耳前后肿。……若不尿，腹满加哕者，不治。（不尿是下焦气化已绝。腹满加哕是胃气已绝，《内经》云："病深者其声哕。"先后二天俱绝，且又邪气闭塞，故属不治）

太阳少阳并病，而反下之成结胸，心下硬，下利不止，水浆不入，其人心烦。（结胸又见后三证，是关乎胃竭神泛之恶候，甚为危险）

少阴病，脉微欲绝，下利清谷，口不渴，手足寒，急温之，四逆汤主之。（里寒较甚，将有亡阳之危，急以四逆汤回阳救逆）

少阴病，下利清谷，里寒外热，手足厥逆，脉微欲绝，身反不恶寒，其人面色赤，或腹痛，或干呕，或咽痛，或利止脉不出者，通脉四逆汤主之。（此即临床所见的格阳证，比之四逆汤证更为危笃）

下利清谷，里寒外热，汗出而厥者，通脉四逆汤主之。（此证将有亡阳外脱之虞，病势更为严重。故宜逐寒回阳，用四逆汤倍干姜而增附子量）

少阴病，下利，脉微者，与白通汤。利不止，厥逆，无脉，干呕烦者，白通加猪胆汁汤主之；服汤脉暴出者死，微续者生。（此即戴阳证，命在顷刻，切勿轻心）

少阴病，吐利，手足不逆冷，反发热者，不死。脉不至者，灸少阴七壮。（证为危急之中，里寒渐退阳气来复之佳象，故不死。脉不至为吐利暴虚，阴气不通于脉之象，当急灸少阴经之太溪穴和任脉气海穴，以予急救）

少阴病，始得之，反发热，脉沉者，麻黄细辛附子汤主之。此是太阳少阴两感之危重证，急当温经散寒，表里兼治。《内经》云："其两感于寒而病者，必不免于死"。

少阴病，下利，若利自止，恶寒而踡卧，手足温者，可治。

（手足温是阳回之征，故主生）

少阴病，恶寒而蹉，时自烦，欲去衣被者，可治。（此以时自烦，欲去衣被之病情，为真阳已回，故主生，可治）

2. 伤寒死证

（1）阳明病 直视谵语喘满者死，下利者，亦死。（直视谵语，为阴竭热盛之候，此为邪气日损，或阴气得守，犹或可治。若喘满，则邪内盛，或下利，则阴内泄，皆死证也）

发汗多，若重发汗者，亡其阳，谵语脉短者，死。脉自和者，不死。（汗多复汗，阳气重伤，而邪复不解，为谵语而脉短，谵语为邪之盛，脉短为气之少，病盛胜脏，故死。脉自和者，邪气虽盛，而正气犹足相持，故得不死）

阳明病，欲解时，从申至戌上。尤怡云："申酉戌时，日晡时也，阳明潮热，发于日晡，阳明病解，亦于日晡，则申酉戌为阳明之时，其病者，邪气于是发，其解者，正气于是复也。"

（2）少阴病 少阴病恶寒身蹉而利，手足逆冷者不治。（恶寒身蹉而利，手足逆冷，阴气太盛，阳气不振，与前利止手足温等证正相反。盖手足温时，自烦发热者，阳气长，阴气消也。手足逆冷，不烦而躁者，阴气长，阳气消也。且四逆而脉不至，与手足温而脉不至者不同，彼则阳气乍厥，引之即出，此则阳气已绝，招之不返也。而烦与躁又不同，烦者，热而烦也，躁者，乱而必热也，烦而躁者，阳怒而与阴争，期在必胜，则生。不烦而躁者，阳不能战，复不能安而欲散去，则死也。）

少阴病，吐利烦躁，四逆者，死。（寒中少阴，吐利发作，阴邪已太盛矣。然或自烦发热，或手足不逆冷，则阳气犹在，阴邪虽盛，犹或可治，所谓吐利，手足不逆冷，反发热者，不死也。若更烦躁四逆，则阳气有散亡之象，阴气无退舍之期，虽欲不死焉可得耶）

少阴病，下利止而头眩，时时自冒者，死。（下利止，非利

中篇

139

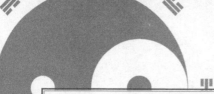

自愈也，脏阴尽也。眩，目黑而转也。冒，昏冒也。阴气既尽，孤阳无附，而浮乱于上，故头眩时时自冒也。而阴气难已卒复，孤阳且易上散，虽有良药，亦无及矣。是以少阴病，阳复利止则生，阴尽利止则死也）

少阴病，六七日，息高者死。（息高，气高而喘也。少阴为真气之源，呼吸之根，六七日病不愈而息高者，邪气不去体，而真气已离根也，故死）

少阴病，脉微细沉，但欲卧，汗出不烦，自欲吐，至五六日自利，复烦躁，不得卧寐者，死。（脉微细沉，但欲卧，邪传少阴之本证。汗出不烦者，气外泄而邪不与俱泄也。自欲吐，继后自利者，邪上下行，而气不能驱而出之也。至烦躁不得卧寐，则阴阳尽虚，邪气独盛，正不胜邪，躁扰不宁，顷之离散而死矣。所谓病胜脏者死是也）

综上所述，不难看出，病入少阴，邪已深入，故死候亦多。然生死的决诊，虽证候繁多，不越两端，阳回则生，阳亡则死，阴竭亦死。只要掌握这两条原则，就能见微知著，决断生死，掌握时机，早诊早治，不致因循误事。

(3) 厥阴 伤寒下利，日十余行，脉反实者死。（伤寒下利，至日十余行，邪既未尽，而正已大惫矣，其脉当微，或弱而反实者，是邪气有余，所谓病胜脏也，故死）

发热而厥，七日，下利者，为难治。（发热而厥者，身发热而手足厥，病属阳而里适虚也，至七日，正渐复而邪欲退，则当厥先已而热后除，乃厥热如故而反加下利，是正不复而里益虚矣，夫病非阴寒，则不可以辛甘温其里，而内虚不足，复不可以苦寒坚其下，此其所以为难治也）

伤寒发热下利厥逆，躁不得卧者死。（伤寒发热，下利厥逆者，邪气从外之内，而盛于内也，至躁不得卧，则阳气有立亡之象，故死。此传经之邪，阴气先竭，而阳气后绝者也）

伤寒发热，下利至甚，厥不止者，死。（发热甚，下利厥逆，证与上同，而下利至甚，则阴欲亡，厥逆不止，则阳亦伤，虽不躁犹死也，此亦传经之邪，阴先竭而阳后绝者也）

伤寒六七日，不利，便发热而利，其人汗出不止者，死。有阴无阳故也。（寒伤于阴，至六七日发热者，阳复而阴解，虽下利犹当自止，所谓伤寒先厥后发热而利者，必自止也。乃伤寒六七日，本不下利，而忽热与利俱见，此非阳复而热也，阴内盛而阳外亡也。如其人汗出不止，则不特不能内守，亦并无为外护矣。是谓有阴无阳，其死必矣）

下利，手足厥冷，无脉者，灸之不温，如脉不还，反微喘者死。（阴寒下利，而至厥冷无脉，阳气将竭而死矣。灸之所以通既绝之阳，乃厥不回，脉不还而反微喘，残阳上奔，大气下脱故死）

下利后，脉绝，手足厥冷，晬时脉还，手足温者生，脉不还者死。（晬时，周时也，下利后脉绝，手足厥冷者，阴先竭而阳后绝也，是当俟其晬时，经气一周，其脉当还，其手足当温。如脉不还，其手足亦必不温而死矣）

伤寒六七日，脉微，手足厥冷烦躁，灸厥阴，厥不还者死。（伤寒六七日，阳气当复，阴邪当解之时，乃脉不浮而微，手足不温而厥冷，是阴气反进，而阳气反退也。烦躁者，阳与阴争，而阳不能胜之也。灸厥阴，所以散阴邪而复阳气，阳复则厥自还。设不还，则阳气绝而死耳，是故传经之邪至厥阴者，阴气不绝则不死，直中之邪入厥阴者，阳气不复则不生也）

伤寒脉迟，六七日，而反与黄芩汤彻其热，脉迟为寒，今与黄芩汤，复除其热，腹中应冷，当不能食，今反能食，此名除中。必死。（脉数为热，脉迟为寒，诊家之大要也。热者清之，寒者温之，医家之大法也。乃伤寒脉迟，至六七日而不变，其为寒无疑矣。而反与黄芩汤，复除其热，是以寒益寒也，于是阳气

中篇

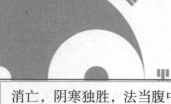

消亡，阴寒独胜，法当腹中冷而不能食，今反能食者，非胃气盛也，胃中之阳，发露无余，此之贫儿诳富，整诸所有而暴之于外，虽衒耀目前，然其尽可立而待也，故直断之曰：此名除中。必死)

按上述伤寒病诸种死证，是言病重邪深，生命垂危，示人要掌握时机，竭力抢救，以冀万一。绝无教人消极等待，观望其死之义。

(4) 难治死证总括 伤寒死证阳见阴，大热不止脉失神，阴毒阳毒六七日，色枯声败死多闻。不绝烟熏阳独留，神昏直视及摇头；环口黧黑腹满利，柔汗阴黄脾败由。肺绝脉浮而无胃，汗出如油喘不休；唇吻反青肢冷汗，舌卷囊缩是肝忧。面黑齿长且枯垢，溺便遗失肾可愁。水浆不入脉代散，呃逆不已命难留。大发风温而成痉，湿温重暍促命终。强发少阴动经血，口鼻目出厥竭名。汗后狂言不食热，脉躁阴阳交死形。厥冷不及七八日，肤冷而躁暂难宁，此病名之曰脏厥，厥而无脉暴出凶，厥而下利当不食，反能食者名除中。

（上出《医宗金鉴·伤寒心法》）

温 热 病

温热病本身系急性感热病，发病危急者多，不必一一俱列。现根据《温病条辨》、《温疫论》等书，举其危在顷刻或死证之文，陈述如下。意在告业医者，要争分夺秒地进行抢救。

1. 温热危急证

太阴温病，脉浮大而芤，汗大出，微喘，甚至鼻孔扇者，白虎加人参汤主之；脉如散大者，急用之，倍人参。（汗涌，鼻扇，脉散，皆化源欲绝之征兆。此救化源欲绝之妙法也）

太阴温病，不可发汗，发汗而汗不出者，必发斑疹；汗出过多者，必神昏谵语。发汗者，化斑汤主之；……神昏谵语者，清宫汤主之，牛黄丸、紫雪丹、局方至宝丹亦主之。（此所谓温邪"逆传心包"之危证也，急宜清心开窍。所举方药，主治略同，而各有所长，临用对证斟酌可也）

阳明温病，下之不通，其证有五：应下失下，正虚不能运药，不运药者死，新加黄龙汤主之；喘促不宁，痰涎壅滞，右寸实大，肺气不降者，宣白承气汤主之；左尺牢坚，小便赤痛，时烦渴甚，导赤承气汤主之；邪闭心包，神昏舌短，内窍不通，饮不解渴者，牛黄承气汤主之；津液不足，无水舟停者，间服增液，再不下者，增液承气汤主之。

吴瑭自注云：《经》谓下不通者死，盖下而至于不通，其为危险可知，不忍因其危险难治而遂弃之。……此证急而又急，立刻有闭脱之虞。阳明大实不通，有消亡肾液之虞，其势不可少缓须臾，则以牛黄丸开手少阴之闭，以承气急泻阳明，救足少阴之液，此两少阴合治法也。……此处方于无可处之地，勉尽人力，不肯稍有遗憾之法也。

湿伤脾胃两阳，既吐且利，寒热身痛，或不寒热，但腹中痛，名曰霍乱。寒多，不欲饮水者，理中汤主之。热多，欲饮水者，五苓散主之。吐利汗出，发热恶寒，四肢拘急，手足厥逆，四逆加人参汤主之。

吴氏自注云：霍乱一证，长夏最多，本于阳虚寒湿凝聚，关系非轻，伤人于顷刻之间，奈时医不读《金匮》，不识病源，不问轻重，一概主以藿香正气散，轻者原有可愈之理，重者死不旋踵；更可笑者，正气散中加黄连、麦冬，大用西瓜治渴欲饮水之霍乱，病者岂堪命乎！

卒中寒湿，内挟秽浊，眩冒欲绝，腹中绞痛，脉沉紧而治，甚则伏，欲吐不得吐，欲利不得利，甚则转筋，四肢欲厥，俗名发痧，又名干霍乱，蜀椒救中汤主之，九痛丸亦可服；语乱者，

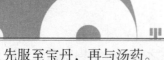

先服至宝丹，再与汤药。

此证死人最速，概因阴阳逆乱，阻绝不通所致。针刺委中、尺泽、玉泉放血，取效最速。如卒仓之间，无药无针者，用盐汤探吐一法，通阳效捷，勿以平浅轻之，诚救命之良法也。

自利不渴者，属太阴，甚则哕（俗名呃忒），冲气逆，急救土败，附子粳米汤主之。

春温内陷下痢，最易厥脱，加减黄连阿胶汤主之。（此立法救阴为主）

温病误表，津液被劫，心中震震，舌强神昏，宜复脉法复其津液，舌上津回则生；汗自出，中无所主者，救逆汤主之。（如阴伤太甚，阴阳有脱离之象，非救逆汤不可救也）

温病耳聋，病系少阴，与柴胡汤者必死；六七日以后，宜复脉辈复其精。

少阴温病，真阴欲竭，壮火复炽，心中烦，不得卧者，黄连阿胶汤主之。（此证阴阳各自为道，不相交互，去死不远，急急泻南补北）

暑邪深入厥阴，舌灰，消渴，心下板实，呕恶吐蛔，寒热，下利血水，甚至声音不出，上下格拒者，椒梅汤主之。（此土败木乘，正虚邪炽，最危之候。故用扶正驱邪法，冀其转关耳）

燥久伤及肝肾之阴，上盛下虚，昼凉夜热，或干咳，或不咳，甚则痉厥者，三甲复脉汤主之，定风珠亦主之，专翁大生膏亦主之。

2. 温热病死证

吴瑭说：医者不知死，焉能救生？细按温病死状百端，大纲不越五条。在上焦有二：一曰肺之化源绝者死（化源绝，乃温病第一死法也）；二曰心神内闭，内闭外脱者死。在中焦亦有二：一曰阳明太实，土克水者死；二曰脾郁发黄，黄极则诸窍为闭，秽浊塞窍者死。在下焦则无非热邪深入，消铄津液。涸尽而死也。

太阴温病，血从上溢者，犀角地黄合银翘散主之。……如吐粉红血水者，死，不治。血从上溢，脉七、八至以上，面反黑者，死，不治；可用清络育阴法。（此即温邪有燎原之势，化源速绝，故死）

前肾又曰：温病瀼瀼大热其脉细小者死。（《千金》瀼瀼作时行）

温病下痢，腹中痛甚者，死不治。温病汗不出，出不至足者，死。厥逆汗出脉坚强急者生，虚缓者死。

温病二三日身体热，腹满头痛，食饮如故，脉直而疾者，八日死。四五日，头痛腹痛而吐，脉来细强，十二日死。八九日头不痛，身不痛，目不赤，色不变而反利，脉来喋喋，按之不弹手，时大，心下坚，十七日死。

热病七八日脉不软（一作喘），不散（一作数）者，当瘖，瘖后三日，温汗不出者死。

热病七八日，其脉微细，小便不利，加暴口燥，脉代，舌焦干黑者死。

热病未得汗，脉盛燥疾，得汗者生，不得汗者难瘥。

热病已得汗，脉静安者生，脉躁者难治。

热病已得汗，常大热不去者，亦死。

热病已得汗，热未去，脉微躁者，慎不得刺治。

热病发热，热甚者，其脉阴阳皆竭，慎勿刺，不汗出，必下利。

3. 临床验证

案一：风温误补致死

里人范某，患风温时病，药石杂投，久延未愈。请丰诊视，视其形容憔悴，舌苔尖白根黄，脉来左弱右强，发热绵缠不已，咳嗽勤甚，痰中偶有鲜红，此乃赋禀素亏，风温时气未罄，久化为火，刑金劫络。理当先治其标，缓治其本。遂以银翘散去荆芥、桔、鼓、加川贝、姜蚕，此虽治标，实不碍本。倘见血治血，难免不入虚途。病者信补不服，复请原医，仍用滋阴凉血补肺之方，另服人参、燕窝，不知温邪得补，益不能解，日累日深，竟成不起，呜呼！医不明标本缓急，误人性命，因所不免矣。

案二：暑温过服大寒致变

西乡吴某，偶患暑温，半月余矣，前医认证无差，惜乎过用寒剂，非但邪不能透，而反深陷于里，竟致身热如火，四末如冰，复邀其诊。乃云热厥，仍照旧方，添入膏、知、犀角等药服之益剧，始来求治于丰。诊其左右之脉，举按不应指，沉取则滑数，丰曰，邪已深陷于里也，其兄曰：此何证也，曰：暑温证也。曰：前医亦云是证，治之乏效何？曰：暑温减暑热一等，盖暑温之势缓，缠绵而愈迟，暑热之势暴，凉之而愈速，前医小题大做，不用清透之方，恣用大寒之药，致气机得寒益闭，暑温之邪，陷而不透。非其认证不明，实系寒凉过度。刻下厥冷过乎肘膝，舌苔灰黑而腻，倘或痰声一起，即有仓扁之巧，亦莫如何。明知证属暑温，不宜热药，今被寒凉所压，寒气在外在上，而暑气在里在下，暂当以热药破其寒凉，非治病也，乃治药也。得能手足转温，仍当清凉养阴以收功。遂用大顺散加附子、老蔻，服一帖，手足渐转为温，继服之，舌苔仍化为燥，通身大热，此寒气化也，暑气出也，当变其法，乃用清凉透邪法，去淡豉加细地，麦冬、蝉衣、荷叶，一日连服二剂，周身得汗，而热始退尽矣。后拟之法，皆养肺胃之阴。

案三：阴寒霍乱热补而瘳

施秉罗某之父，大耋高年。素来矍铄。忽于孟秋之初，霍乱吐泻，腹痛肢凉。差人来请丰诊。其脉迟细，神识模糊。曰：此中阴寒之证也，急以挽正回阳法治之。至日晡腹痛益甚，汗出淋漓，逆冷益深，倏然昏倒，大众惊慌，复来邀诊。诊得六脉全无，不语如尸，呼吸微绝。思丹溪有云：仓卒中寒，病发而暴，难分经络，温补自解。忽记其家有真参宝藏，速取一钱合野山高丽参五钱，淡附片四钱，浓煎饮下，次煎继之，约一时许，忽长叹一声，渐有呼吸，五更时分，身体稍温。次日清晨，又邀复诊。按其脉象，沉细如丝，舌淡无荣，苔白而润，四肢转暖，人事亦清，吐泻腹痛愈减，今当温补脾阳兼养心营，仍用二参附片，加入姜炭、芪、甘、归、神、柏、枣，服下又中病机，一候遂全瘥矣。

案四：秋湿时令忽患暴中

丁丑孟秋，炎蒸如夏，乍雨如雷，患急病者甚多。有城北王某，刈稻归来，正欲晚餐，倏然昏倒不知人事，痰响喉间。吾衢土俗，以为蟹蜞，即倩人揪刮，神识略见清明。邀丰诊之，脉来沉细，舌苔白滑，丰曰，此中湿也。傍有一医曰：沉细之脉，白滑之苔，当是中寒，分明四逆大顺之证。丰曰，欲用桂附，则予谢不敏矣，彼医不言而退，其妻泣涕求治。丰闻呼吸之声，将有痰起，风云之变，恐在顷刻，即用藿香、神曲、川朴、杏仁、半夏、陈皮、菖蒲、远志、竹沥、姜汁、合为一剂，服之未有进退，令加苏合香丸，痰响渐平，人事稍醒，守旧略为增损，连尝数剂而瘥。江诚曰，舌苔白滑，寒象也，沉细之脉，少阴中寒也，考今岁又系太阳在泉，寒淫于内，彼医谓中寒，欲用四逆大顺，似乎相像，不知中寒中湿，大有攸分，以脉舌而论，似属中寒，以时令而论，实为中湿，虽脉沉细，舌苔白滑，但无吐泻腹痛肢冷等证，岂可遽认为寒，四逆大顺，岂可随手而用。况在孟秋，正值湿土主气，相火客气，又非寒水临之候，故是证直断为湿，而用宣窍导痰之药，以收效耳。

（上出《时病论》）

案五：治疗不当冬温暴脱证

鄂记绸庄内，某太太，十月间患冬温十余日不解，医或发表，或温燥，失于清理，以致邪传阳明，大热气喘，身热白痦，与疹夹杂。诊其脉浑浑然，模糊不清。余主阳明透达清解之方，用羚羊角、人中黄、连翘、山栀、贝母、银花等轻剂。次日早晨，追请甚急，余即往视，疹瘟已退，大便已解，热清而喘逆特甚，诊其脉大而空，面赤如妆。余曰：此邪去而正欲与之俱脱也。书人参、生附子各三钱，炙甘草、干姜各一钱，五味子五分，急令煎服勿迟。嘱其嗣君曰：至申酉时大汗一出，当即亡阳矣。趁此未汗，尚可挽救。彼与一医商之，不以为然。交申时汗果大出，始信余言不谬，急去兑参，已暴脱矣。合家怏悔，复何及耶？（《一得集·卷下》）

案六：病深药浅，峻下复生

朱海畴者，年四十五岁，患疫得下证，四肢不举，身卧如塑，目闭口张，舌上苔刺。问其所苦不能答。因问其子，两三日所服何药。云进承气汤三剂，每剂投大黄两许不效，要无他策，惟待日而已，但不忍坐视，更祈一诊。余诊得脉尚有神，下证悉具，药浅病深也。先投大黄一两五钱，目有时而小动；再投，舌刺无芒，口渐开能言；三剂舌苔少去，神思稍爽。四日服柴胡清燥汤，五日复生芒刺，烦热又加，再下之。七日又投承气养荣汤，热少退。八日仍用大承气，肢体自能少动。计半月，共服大黄十二两而愈。又数日，始进糜粥，调理两月平复。凡治千人，所遇此等，不过三四人而已，始存案以备参酌耳。

案七：时疫宜下，误补致死

施幼声，卖卜颇行。年四旬，禀赋肥甚。六月患时疫，口燥舌干，苔刺如峰，不时太息，咽喉肿痛，心腹胀满，按之痛甚，渴思冰水，日晡益甚，小便赤涩，得涓滴则痛甚，此下证悉备。但通身肌表如冰，指甲青黑，六脉如丝，寻之则有，稍轻则无，医者不究里证热极，但引陶氏全集，以为阴证。但手足厥逆冷过肘膝更甚，宜其为阴证一也；且陶氏以脉分阴阳二证，全在有力无力中分，今已脉微欲绝，按之如无，以之无力更甚，宜其为阴证二也；阴证而得阴脉之至者，复有何说，遂主附子理中汤。未服，延予至，以脉相参，表里互较，此阳证之最者，下证悉具，但嫌下之晚耳。盖因内热之极，气道壅闭，乃至六脉如无，此脉厥也。阳郁则四肢厥逆，若素禀肥甚，尤易壅闭，今亢阳已极，以至通身冰凉，此体厥也。急投大承气汤，嘱其缓缓下之，脉至厥回，便得生矣。其妻闻一曰阴证，一曰阳证，天地悬隔，疑而不服。更请一医，指言阴毒，须灸丹田，其兄叠延三医续至，皆言阴证，乃进附子汤，下咽如火，烦躁顿加，逾时而卒。

案八：脉与神气形色病证相参以决安危

夫脉不可一途而取，须从神气形色病证相参，以决安危为善。张昆源之室，年六旬，得滞下。后重窘急，日三四十度，脉常歇止，诸医以为雀啄脉，必死之候，咸不用药。延予诊视，其脉参伍不调，或二动一止，或三动一止，而复来，此涩脉也，年高血弱，下利脓血，六脉短涩，固非所能任，询其饮食不减，形色不变，声音烈烈，言语如常，非危证也。遂用芍药汤加大黄三钱，大下纯脓成块者两碗许，自觉舒快，脉气渐续，而利亦止。数年后又得伤风，咳嗽痰涎涌甚，诊之又得前脉，与杏桔汤一剂，嗽止脉调。凡病善作此脉，大抵治病，务决形色脉证参考，庶不失其大段，方可定其吉凶也。

（上出《温疫论》）

（二） 内伤杂病生死

中　风

1. 中风危证

经病之危证：皮腠冰冷，滑汗如油，畏寒之甚者，肺之经

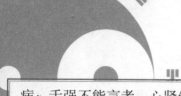

病；舌强不能言者，心肾经病；唇缓，口开手撒者，脾之经病；眼瞀昏黑无见，筋痛之极者，肝肾经病；耳聋绝无闻，骨痛之极者，肾之经病；反张戴眼，腰脊如折者膀胱经病。

脏病之危证：气大急，大喘，或气脱失声，色灰白或赤紫者，肺肾气绝；神脱色脱，昏沉不醒，色赤黑者，心脏气绝；痰涎壅极，吞吐不能，呃逆不止，腹胀之极，色青黑者，脾胃气绝；眼闭不开，急躁扰乱，懊憹囊缩，色青灰白者，肝脏气绝；声瘖不出，寒厥不回，二便闭，不能通泄，不能禁者，肾脏气绝。

2. 中风死证

凡中风口开眼闭，手撒遗尿，吐沫直视，声如鼾睡，昏沉不醒，肉脱筋痛之极，发直摇头上窜，面赤如妆，或面鼻山根青黑，汗出如珠，痰声漉漉者，皆不治。

中风之脉，迟缓可生，急数弦大者死。正如《医宗金鉴》云："寸口脉平卒中死，生气独绝暴脱之。五脏几息呼吸泯，譬如堕溺岂能期。脉来一息七八至，不大不小尚能医。大小浮昼沉夜死，脉绝不至死何疑。脱证并见皆死候，摇头上窜气长嘘。喘汗如油痰拽锯，肉脱筋痛发枯直。"

注：寸口脉平，谓寸关尺脉俱平之人，忽然卒中而死者皆因中邪太甚，闭塞九窍天真之气，不能与人之生气相通，则独绝于内也。比如坠跌溺水，岂能预期其死邪？脉来一息七八至者，不大不小虽困可治。若大而无伦，小而如纤，浮主昼死，沉主夜死。不可治也。五脏脱证，若三脏四脏并见及摇头上窜等证，皆死候也。

3. 中风急救

卒中急救，当分闭脱二证。仓卒救急，莫如针艾。闭证：卒然昏倒，不省人事，牙关紧闭，四肢抽搐，面赤气粗者，宜泄热开窍熄风，针泻人中、涌泉、合谷、太冲、百会、颊车及十宣放血，临床验证，累用累效，不误人性命。痰盛者，加刺丰隆穴。

脱证：卒然昏倒，不省人事，口开目合，手撒遗尿，肢厥汗冷，呼吸微弱，脉微欲绝。此系元阳暴脱，或营卫气血不调所致。欲收速效，惟艾火为良，峻灸神阙、气海、关元穴，确能起死回生。

中风的先兆与预防：凡人未中时，一两月前，或三五个月前，非时足胫上忽发酸重顽痹，良久方解，此乃将中风之候也。便须急灸三里穴与绝骨穴，四处各三壮，后用葱、薄荷、桃柳叶四味，煎汤淋洗灸疮，令驱逐风气于疮口内出也。灸疮若春较秋更灸，秋较春更灸，常令两脚上有灸疮为妙。（《圣惠黄帝明堂灸经》）

《宝鉴》云：凡人初觉大指次指麻木不仁或不用者，三年内有中风之疾也。薛己云：预防之理，当养气血、节饮食、戒七情，远帏幕可也。

凡风病既愈，而根株未能悉拔，隔一二年或数年必再发，发则必加重，或至丧命。故平时宜预防之，第一防房劳暴怒郁结，第二宜常服药维持之，方可保安。

4. 临床验证

案一：脱证死案

城中郑某，年届古稀，倏然昏仆，左肢不遂，肌肤不仁，无力而瘫，舌强言謇，郡中医士，或专用补益，或专以疏风，或开窍消痰，或标本兼理，咸未中病，迨邀丰诊，脉小如纤，汗下如雨，喘急遗溺，神识昏蒙。丰曰：脱证见矣，不可挽也。乃郎再四求治，念其孝心纯笃，勉存一法，用高丽人参五钱、附片六钱、姜汁一匙，浓煎频频服之。又迎他医，亦系参附为君，延至三天果归大暮。（《时病论》）

案二：中风急证

南乡余某，年将耳顺，形素丰肥，晨起忽然昏倒，人事无

中篇

知，口眼㖞斜，牙关紧闭，两手之脉皆浮滑，此为真中风也。诚恐痰随风涌耳。令购苏合香丸，未至痰声遂起。急以开关散先擦其龈，随化苏合香丸频频灌下，少焉，痰如鼎沸，隔垣可闻，举家惊惶，索方求救。又令以鹅羽向喉内蘸痰，痰忽涌出，约有盈碗，人事略清，似有转倦欲寐之状，屏去房内诸人，待其宁静而睡，鼻有微鼾，肤有微汗，稍有痰声。顷间又一医至，遂谓鼾声为肺绝，汗出为欲绝，不可救也，即拂衣而去。丰思其体颇实，正未大虚，汗出微微，谅不至脱痰既涌出，谅不至闭，询其向睡，亦有鼾声，姑以宣窍导痰法加东参、姜汁治之，从容灌下，直至二更时分，忽间太息一声，呼之遂醒，与饮米汤，牙关似觉稍松，诘其所苦，又有垂头欲睡之态，即令弗扰，听其自然，依旧鼾声而寐，汗出周身，至次日黎明甫醒，皮肤汗减，痰声亦平，口眼亦稍端正，复诊其脉，滑而不浮，似乎风从微汗而去，痰尚留滞于络也。继用茯神柏子养心收汗，桔络半夏舒络消痰，加稽豆、桑叶以搜余风，远志、菖蒲以宣清窍，更佐参甘辅正，苏合开痰，本末兼医，庶几妥当，合家深信，一日连尝二剂，至第五朝，诸恙皆减，饮食日渐进矣。（《时病论》）

案三：急救转生

徽商汪华泉，忽然昏扑，遗尿手撒，汗出如珠，众皆以绝证既见，决无生理。余曰：手撒脾绝，遗尿肾绝，法在不治；惟大进参、附，或冀万一。遂以人参三两，熟附五钱，煎浓灌下，至晚而汗减。复煎人参二两，芪、术、附各五钱，是夜服尽，身体稍稍能动。再以参附膏，加生姜、竹沥盏许，连进三日，神气渐爽。嗣后以理中、补中等汤，调养二百日而安。（《医宗必读》）

头痛眩晕

头者诸阳之会，凡头痛者，乃足太阳受病。上连风府眉角而痛者，皆可药愈。或上穿风府，隐入于泥丸宫而痛者，是为真头痛，不可以药愈，夕发旦死，旦发夕死，责在根气先绝也。（《三因》）

真痛，脉短涩，天门真痛，上引泥丸，不治；灸百会（囟会、气海）、猛进参、沉、乌、附，或可生。（《永类》）

其或痛入泥丸，上至巅，一点痛不可忍，六脉或绝，此由根本之气虚，谓之真头痛，旦发夕死，夕发旦死，不可不知。（《治法秘方》）

诊头痛目痛，久视无所见者死。（《脉经》）

凡头痛眩晕，时时迷冒，及头目卒然大痛，目视不见，或泻多之后，皆凶证也。（《金鉴》）

真头痛，头痛甚，脑尽痛，手足寒至节死不治。（《灵枢·厥病篇》）

脑痛，脉缓大者死。（《丹溪》）

胸痹真心病（冠心病）

胸痹主要是指胸膺部位的窒闷疼痛。胸痹，心痛，其病如二而一，均为膈间疼痛之称。胸痹轻者仅胸中气塞，心痛重者为真心痛。如胃脘痛，其痛紧而下，不比胸痛之泛与真心之高。（《杂病广要》）

仅感胸闷如窒，呼吸欠畅者，轻；若在活动中，突然胸痛引背，如缚如压，气短，心慌，不得行动者，为心绞痛。重。

若多在安静或睡眠时发作，突然剧痛，经久不已（几小时至1～2天），同时恶心呕吐，面色苍白或青紫，冷汗淋漓，脉沉细者，危。（心电图有特征性改变）急用四逆汤加人参、龙牡、当归、丹参、三七粉。

若剧痛不已，神疲甚至昏迷，血压下降，脉细数弱或促或

中篇

153

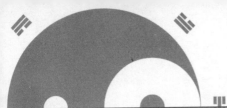

结，极危。应积极采取中西医综合的抢救措施。

平素原无心痛之疾，卒然大痛无声，面青气冷，咬牙噤齿，手足如冰冷者，乃真心痛也。

若暴痛，手足青黑，神昏者，不治。（《心统》）

凡心痛，脉沉而迟者易治；坚大而实，浮大而长滑数难治。（《医通》）

验证：何某，年三十余。忽患心痛，甚则昏厥。急召余诊，唇面俱青，以手紧按胸膛，痛剧不能言。脉之，左关尺紧，寸口如循刀刃；右手不克诊，以紧按胸膛故也。余曰：此真心痛病，旦发夕死，夕发旦死，虽卢扁复生不能救也。逾时果卒。（《一得集·卷下》）

癫（附狂）

十岁以上为癫，十岁以下为痫。简言之，大人癫，小儿痫也。可见癫痫无二，皆由惊动，使脏气不平，郁而生涎。故痫不别分五等，专主在痰。（《脉经》）

癫疾，脉坚实者生，脉沉细小者死。脉搏大滑者，久久自已。其脉沉小急实，不可治。小坚急，亦不可疗。（《脉经》）

凡此病，乍作乍醒者生，不食迷痴者死。（《得效》）

循衣缝者，死。（《丹溪》）

久泻不食，形脉无神者，不治。（《心统》）

附狂：颠乃重阴，狂乃重阳，浮洪吉兆，沉重凶殃。（《濒湖脉学》）其脉浮洪者，是为阳脉，阳狂得之，与证相宜；即阴癫得之，亦从阴转阳，自里达表之象，故均为吉兆。若沉而急，沉则入阴迫里，急则强急不柔，是无胃气之脉也，不论狂癫，凶殃立至。（《续焰》）

痉 病

痉病卧不着席，小儿腰背去席二指，大人侧掌为难治。（《总病论》）（难治尚可治，非不治也）

服药后，汗出身和者吉。若脉来沉迟或紧细，而大便自利者，皆死证也。（《绪论》）

其脉沉弦而迟，亦或带紧，此为恶候，不救者多。若脉如雨溅，散出于指外者，旦暮殂也。（《活人总括》）

新产血虚，金疮出血过多，皆能成痉。惟脉虚小可治；若实大者难愈也。（《伤寒绪论》）

当察其有汗无汗，以分刚痉柔痉，无汗，葛根汤主之，有汗，桂枝加葛根汤主之。（《活人》）

其治不宜发汗，针灸为嘉。治之以药者，可服葛根汤。（《甲乙经》）

痉厥神昏，舌短烦躁，手少阴证未罢者，先与牛黄、紫雪辈，开窍搜邪，再与复脉汤存阴，三甲潜阳，临证细参，勿致倒乱。（《温病条辨》）

晕 厥

晕厥又名厥证。头目眩晕，突然昏倒，短时间神志不清，重者四肢逆冷。但也有一蹶不振，导致死亡的。晕厥之证，危证也。

晕者，运也，谓头目若坐舟车而旋转也，甚有至于卒倒而不知者。（《统旨》）

晕厥有虚实之分，实则气机亢逆，升发太过，上干清窍；虚则升发不及，阴阳虚脱。须宜审证求因，辨证论治。

上气不足，脑为之不满，耳为之苦鸣，头为之若倾，目为之

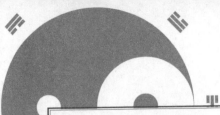

眩。（《灵枢·卫气篇》）

徇蒙招尤（徇作眴，与眩通；蒙通矇，视物昏花不清。招尤，即掉摇，头目振动不定之意），目冥耳聋（冥通瞑，视物不见），下实上虚，过在足少阳、厥阴，甚则入肝。（《素问·五藏生成篇》）

血之与气并走于上，则为大厥，厥则晕死，气复反则生，不反则死。（《素问·调经论》）

厥逆连藏则死，连经则生。（《素问·厥论》）

三阴俱逆，不得前后，使人手足寒，三日死。（同上）

眩晕一证，人皆称为上盛下虚所致，而不明言其所以然之故。盖所谓虚者，血与气也。所谓实者，痰涎风火也。原病之由，有气虚者，乃清气不能上升，当升阳补气。有血虚者，乃因亡血过多，阳无所附而然，当益阴补血。此皆不足之证也。有因痰涎郁遏者，宜开痰导郁。有因风火所动者，宜清上降火。（《微义》）

清阳出上窍，气不足则不能上达，以致头目空虚，而眩晕时时作矣。谓之气虚眩晕亦可。（《续焰》）

有涎如掩锯声在咽喉中为痰厥，手足搐搦者为风厥，因醉而得之为酒厥，暴怒而得之为气厥，皆似厥脱证。厥发之状，极惊人，极难辨，识得真，勿惊忙。候脉息面色，看清动作厥状而治之。大指搯拳内凶，搯拳外轻。脉大浮洪有力易醒，脉细沉伏数急不连贯凶；面青、环口青、唇白、鼻青孔黑人中吊危。此论极为秘要。（《尊生书》）

每因男女交接过度，真气大脱，昏迷不醒，俱勿放开，须两阴交合，待气自苏。若就开合，必死难救，至慎至慎。（《原病集》）宜急搯人中，仍令阴人搂定，用口相对，务使暖气嘘通以接其气，勿令放脱，以得其神，随速用独参汤灌之，或速灸气海数十壮，以复阳气，庶可挽回。第以临时慌张，焉知料理，故每

致不救。（《景岳》）

卒厥尸厥，寸口脉沉大而滑，不知人，唇青身冷，为入脏，即死如身和汗自出，为入腑，而后自愈。

有因气虚下陷而眩晕者，补中益气汤。有色伤气逆不归元而眩晕者，滋阴降火汤。有老年风痰虚火，果系阳虚者，理中汤加沉香、木香，有七情气郁，痰涎上壅而眩晕者，七气汤。（《士林余业》）

瘀血停蓄，上攻作逆，亦作眩晕，桃红四物汤。（《医读》）

胸中有死血，作痛而眩，饮韭汁酒良。（《医通》）

风邪中人，与痰气相搏，闭其经隧，神暴昏，脉暴绝者，急与苏合、至宝之属以通之。盖惟香药，为能达经隧通神明也。（《金匮翼》）

中　毒

中毒洪大脉应生，细微之脉必危倾。中毒包括食物中毒（如菠萝、木薯、毒蕈、河豚及变质的鱼或肉等中毒）、农药中毒（如有机磷类——1605、1059、敌百虫、敌敌畏、乐果等，磷化锌、六六六等中毒）和药物中毒（如乌头、附子、白果、杏仁、苹果仁、梨子仁、枇杷仁、马钱子、蔓陀罗、莨菪、砒剂等）。对于严重中毒患者，若不及时抢救，随时可危及病者生命。

凡中毒后，恶心呕吐，头痛头晕，乏力，视蒙者轻；若腹绞痛，语言不清，泄泻肢凉，呼吸困难者重；若出现高热，吐血、便血，谵妄，狂躁或昏迷者危；至昏迷抽搐，瞳孔缩小或散大，呼吸浅慢不匀，脉促者极危。每至心跳、呼吸停止而死亡。

紧急抢救：①催吐或洗胃：凡病人口服毒物在5～6小时之内者，可用盐汤探吐法，反复数次。在条件许可时，可插入胃管，用盐水或温开水反复多次洗胃。若服毒后已超过6小时则不必用此法，因此时毒物多已进入肠道。②通便：目的是加速毒物从大便排出，减少吸收。可用元明粉（或芒硝）15克、大黄15克，加水一碗煮开2～3分钟即可；或50%硫酸镁60毫升，口服。并大量饮水。③选择相应的解毒药救治。不赘。

中　暑

中暑民间俗称发痧、暑风。中暑来势急骤，病情多变，应辨别轻重，迅速救治。暑为阳邪，犯心。在身体健壮的青壮年，多表现为神昏卒仆，称暑闭证；是暑邪犯心所致。体弱或年老的人，多是脱证的表现，称暑厥证，是暑伤心阳，导致阳气外脱所致。如素体阴虚肝旺的人，多现四肢抽搐，属暑风证，是暑伤阴液所致。俱是危急证。掌握及时就地应急处理，甚为必要。病情严重者必须中西医结合抢救。

中暑先兆：在高温或烈日下行走或操劳，先有大量出汗，口渴，头昏，耳鸣，胸闷，心跳心慌，四肢无力等现象时，便是中暑先兆。应该马上到阴凉处躺卧，饮用淡盐水或防暑饮料，不久便愈。

若初感头晕，胸闷欲吐，四肢无力；继则心跳，两眼发黑，突然昏倒，甚则高热、神昏、谵语，舌质红干，脉洪数。但无口眼㖞斜，便是暑闭，危。

紧急处理：①降温解暑：立即把病人抬到阴凉通风处，解开衣襟，让病人安静休息。冷敷头额、枕部、腋下；服人丹数粒。或十滴水。频服清凉饮料，如西瓜汁、糖盐水、绿豆汤等。若面白肢冷者，应用热毛巾敷关元、气海穴。②针灸：高热者，针大椎、曲池、委中或十宣放血。昏迷者，针灸人中、涌泉。抽搐者，针合谷、太冲。虚脱（冷汗肢厥）者，灸百合、气海。③刮痧法：用边缘光滑的磁匙或铜钱，蘸生油（或麻油），在脊柱两侧、胁间、胸骨、肘和膝窝薄处，自上向下或自背后向胸前刮，先轻后重，直到出现红紫色出血点为止。④立即灌服成药：行军散一分，开水冲服。玉枢丹二分，开水化服；避瘟丹2～4片吞服。安宫牛黄丸1粒，化服。任选一种即可。轻者，可用十滴水、人丹等。若见暑风证，多重。需服白虎汤合清营汤。若中暑，证见汗多肢冷，面色苍白，呼吸浅促，烦躁不安，或昏迷不清，脉微细无力，或至数不清，血压下降者，为气阴耗竭，虚脱危候，极重。多死。急用大剂生脉散可以破格挽回。

痢　疾

肠澼下白沫，脉沉则生，脉浮则死。（《素问·通评虚实论》）

凡痢，身不热者，轻，身热者，重。能食者轻，不能食者重。绝不食者死，发呕者死；直肠自下者死；久痢忽大下绝粪者死。小儿出痘后即发痢者死；妇人新产即发痢者死。（《订补·明医指掌》）

下纯血者死；下如屋漏水者死。大孔开如竹筒者，唇如朱红者，俱死。

肠澼之属，身不热，脉不悬绝，滑大者曰生，悬涩者曰死。（《素问·通评虚实论》）

病肠澼者，下脓血，病人脉急皮热，食不下，腹胀目瞪者死；或一身厥冷，脉沉细而不生者亦死；食如故，脉沉或浮有力而不绝者生。

《金鉴》云：下利不止，水浆不入，气小脉细，皮肤寒，死于阳绝也；下利纯血，噤口呕逆藏气，身热脉大，死于阴绝也。《总括》曰：水浆不入利不止，气少脉细皮肤寒，纯血噤口呕脏气，身热脉大命难全。

临床验证：①痢下纯血死证：城中郑某，赴杭乡试，未入闱时，忽患痢疾，即归桑梓，遂延医疗，未获应手。始来商治于丰，脉之两尺俱虚，余皆濡数，形体尪羸，舌光如镜，眠食俱废，痢下纯血，泄出不禁。丰曰：此阴分被湿所伤，斯时利湿，益伤其阴，补阴恐碍乎湿，正踌躇间，其父出前医之方，阅之，乃补中兼涩，思其喫大瘾之烟，贪非分之色，其真阴未始不耗损者。前医补涩并用，似不冰炭，丰也从本调治，勉以干地、阿胶，养其真阴，丹皮、白芍，清其血分，禹粮、赤石，止痢固脱，银花、甘草，养血解毒，生苡、茯苓，扶其脾而渗其湿，东参、荷叶挽其正而升其清。方已写竣，谓其父曰：书谓下纯血者死，速当早访高明，后延他医治之，未及一旬而殁。（《时病论》）②阴阳之体患五色痢：鄂渚余某之甥，患痢两月余矣，憔悴不堪，夜不成寐，渴饮不食，脉数苔无。取观所下之痢，五色杂见。丰曰：此五色痢也，乃凶症耳。余某颇谙医药，即告之曰：甥体素系阴亏，今痢久缠，其阴益加虚损，先生谓五色痢，究系温热未尽耶，抑亦真阴有损耶。丰曰：石顽有云，痢下五色，脓血稠粘，滑泄无度，系属阴虚。今此证分明久痢伤肾，下焦不摄，即先哲所谓阴虚痢是也，斯时即有湿证所彰，亦不能投之渗利，当用银花、生地、白芍、黄芩，四者均炒为炭，阿胶珠、山药炒黄，与陈皮、石莲合为一剂，连尝3～4剂。遂中肯矣。登圊略减数遭，惟口渴寐少，脉转小数，欠力欠神，此气血津液皆亏损也，照前方除去枯芩，加入东参、炙草、夜交藤，服数剂更为合拍。后用六味合四君为主，调治月余，始得痊可。或问曰，先生谓五色痢，即阴虚痢也，尝见古书之中，不惟有阴虚痢之名，且有所谓食积、气滞、瘀血、蛲虫、虫痊等痢之名，今概而论，毋乃太简乎！答曰，实虑其繁，故就其简，今既问及，姑略言之。盖虚滑痢虚而滑脱，法当补涩；食积痢因食所积，法当消导；气滞痢因气所滞，法当调气；瘀血痢因血所瘀，法当行血；蛲虫痢因胃弱肠虚，细虫以谷道而出，法当杀虫；虫痊痢因

决生死秘要

服金石汤丸，逼损真阴，痢下黑色，形如猪肝，为难治也。以上等病，聊述其概，其实风、寒、热、湿、噤口、水、谷、休息、五色等痢为多，学者得能细玩，余痢无难治耳。又问曰：秋痢之证，致死者多，何谓无难！答曰：不犯死证者生也，犯者死也。曰：死证何？下纯血者，如尘腐色者，如屋漏水者，厥逆冷汗者，呃逆不止者，身热不除者，噤口不食，药不能开者，骤然能食为除中者，皆死证也。又有如赤豆汁者，唇若涂硃者，大孔如竹筒注者，皆不可治也。又有如鱼脑者，如猪肝色者，身热脉大者，皆半生半死也。用药得法，间有生者，不可弃而不治也。（《时病论》）

水　肿

大凡水肿，先起于腹，而后散于四肢者，可治；先起于四肢，而后归于腹者，难治。至若蛊胀而肚上有筋，腹满而大便滑泄；久疟而转作虚浮，与夫唇黑伤肝，缺盆平伤心，脐突伤脾，足平伤肾，背平伤肺，皆为不治之证，当明辨之。男从脚下肿而上，女从身上肿而下，或肉硬，或手掌平，并不治。（《直指》）

病人荣卫竭绝，面浮肿者死。病人卒肿，其面苍黑者死。病人手掌肿无文者死。病人脐肿反出者死。病人阴囊茎俱肿者死。病人脉绝口张足肿，五日死。病人足跗肿，呕吐头重者死。病人足上肿，两膝大如斗者，十日死。（《脉经》）

水病有五不治：第一，唇黑伤肝。第二，缺盆平伤心。第三，脐出伤脾。第四，足下平满伤肾。第五，背平伤肺。凡此五伤，必不可治。（《病源论》）

水肿，鼻扇目青，面黑耳焦，破䐃脱肉者，死期迫矣。

贴脐救治法：水肿至此，颇为棘手，当区别阴阳虚实，辨证施治。外用贴脐法，有一定疗效。一法以鲜赤商陆根，捣烂贴脐

中篇

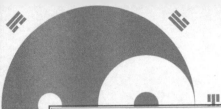

上，上贴油纸，外用纱布点缚定，水自小便出。一法以巴豆去油12克，水银粉6克，硫黄3克，研匀成饼，先用新绵一片布脐上，放饼，外用纱布固定，时许自然泻下恶水，待下三、五次，去药，以食冷粥补住。日久形瘦者，隔一日用一次。

霍　乱

霍乱，包括西医所指的霍乱、中毒性菌痢、食物中毒和较严重的急性胃肠炎等，以及因吐泻而致的大量脱水、酸中毒、尿闭及酸碱平衡失调等危重症候在内。

霍乱之候，脉代勿讶，厥逆迟微，是则可嗟。（《医宗必读》）

注：霍乱之脉，洪大为佳。若见代脉，因一时清浊混乱，故脉不接续，非死脉也。微细而舌卷囊缩者，为不可治。

霍乱脉多结促，皆不可断以死。（《医统》）

霍乱之后，阳气已脱，或遗尿而不知，或气少而不语，或大汗如珠，或大躁欲入水，或四肢不收，皆不可治。（《要诀》）

干霍乱最为危候。若吐泻不出，胸腹胀硬，面唇青黑，手足冷过肘膝，六脉伏绝，气喘急，舌短囊缩者，死证也。（《回春》）

急救法：尺泽、委中穴放血，或十宣放血，皆是良法。

腹　泻

洞泄，食不化，不得留，下脓血，脉微小迟者生，紧急者死。泄注，脉缓时小结者生，浮大数者死。（《脉经》）

凡自利家，身凉脉小者为顺；身热脉大者为逆。此以外无表证而病之在脏者言也。

下利日十余行，脉反实者死。

发热下利至甚，厥不止者死。

直视谵语下利者死。

下利无脉，手足厥冷，灸之不温，脉不还者死。

大抵下利一证为脱气至急，五夺之中，惟此为甚。《金匮要略》曰：六腑气绝于外者，手足寒。五脏气绝于内者，利下不禁，脏气既脱，不能治也。

大抵滑泄最忌五虚。五虚者，脉细、皮寒、少气、前后泄利、饮食不入，得此必死。其有生者，浆粥入胃，泄注止，则虚者活，诚哉斯言也。（《济生》）

若泻不止，手足寒，脉虚脱，烦躁发呃气短，目直视，昏冒不识人者，皆死证也。（《回春》）

腹　　痛

心腹痛痛不得息，脉细小迟者生，坚大疾者死。（《脉经》）（此言有的腹痛，脉大不死者亦有之。）

脐下忽大痛，人中黑色者，多死。（《丹溪》）

腹暴痛之极者，每多见沉伏细涩脉，最似极虚之候。然于沉伏之中细察之，必有梗梗然弦紧之意，不得因其极细极微，误认为虚脱，妄用补剂。

臌　　胀

臌胀以单腹胀大为主要特征，包括西医的病种很多，但以肝硬化腹水为临床上最常见。

若腹水增长很快，食少，瘦削，积块坚痛，活动后尤剧者，更应进行有关检查（如抽腹水化验，同位素肝扫描等），以排除腹腔内恶性肿瘤的可能。

若腹大如瓮，青筋暴露，脐心突出，四肢瘦削者，预后不良。

中篇

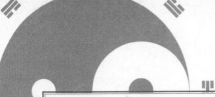

　　若黄疸日趋加深，发热持续不退，大量呕血，脉弦急者，病情重笃。如口出秽气，身有异味，并出现精神烦躁不安者，往往为肝性昏迷的先兆征象，应密切观察，积极抢救。

　　若昏迷很深，气促撮空，两手抖动，头汗肤冷，脉细微弱者，为正虚脱证，多死。

　　前贤论蛊肿之证有五不治者：面黑如霉，肚大青筋，掌中无纹，脚肿无坑，脐中凸起。此五证，治之间有得生者。如败下黑水者不治，阳事不举者不治。（《寿世》）

　　病腹满，肠鸣，溏泄，食不化，神门绝者，死不治。（《素问·气交变大论》）

　　腹胀，身热，脉大，是一逆也；腹鸣而满，四肢清泄，其脉大，是二逆也。不过十五日而死矣。（《灵枢·玉版篇》）

　　其腹大胀，四肢清，脱形，泄甚，是一逆也；腹胀便血，其脉大，时绝，是二逆也。不及一时而死矣。（《灵枢·玉版篇》）

呃　逆

　　呃逆为病，古名哕，久病见之，最危。《内经》曰：热病汗不出，大颧发赤，哕者死。又曰：若有七诊之病，其脉候亦败者，死矣，必发哕噫。

　　呃之大要，亦惟三者而已。一曰寒呃，二曰热呃，三曰虚脱之呃。三者之中，惟虚脱之呃，则诚危殆之证。（《景岳》）

　　大抵无病而暴呃者，多实；病久而乍呃者，多虚。无病而呃者，不必治也，即治不过用《内经》刺鼻取嚏，或闭息不令出入，或惊之之法，皆可立已。若有病而呃者，形气壮实，别无恶候，审其致闭之邪，去之亦即已，惟病重得此，多为气脱。凡见其呃自丹田而上，久久乃一声，通身振动者，即是危候，恐难治矣（此先天命门真火欲脱，多不救），与黑锡丹，灸关元。（《医

碥》）

哕声频密相连者为实，可治；若半时哕一声者或额上汗出，连声不绝者，属虚，难治，多死在旦夕。（《纲目》引世）

脉浮而缓者易治，弦急而按之不鼓者难治。脉结或促或微皆可治，脉代者危。（《正传》）

噎　膈

噎即噎塞，指吞咽之时梗噎不顺；膈为格拒，指饮食不下，或食入即吐。《千金方衍义》指出："噎之与膈，本同一气，膈证之始，靡不由噎而成。"噎膈与反胃有别，反胃者，食犹能入，入而反出，朝食暮吐，暮食朝吐；噎膈者，膈塞不通，食不能下，故曰噎膈。

膈噎始因酒色过度，继因七情所伤，气血日亏，相火渐炽，如何不致于膈噎。夫血液渐亏，则火益甚，而脾胃失其运化，饮食津液，凝聚而成痰，积于胃口，渐而致于防碍道路，斯食不能入而成五膈五噎者是也。（《医统》）

病在膻中之下，故名五膈。若在咽，即名五噎。（《三因》）

夫五噎，谓一曰气噎，二曰忧噎，三曰食噎，四曰劳噎，五曰思噎。虽有五名，皆由阴阳不和，三焦隔绝，津液不行，忧恚嗔怒所生，谓之五噎。噎者，噎塞不通也。（《病源论》）

五膈气者，谓忧膈，恚膈，气膈，塞膈，热膈也。（《病源论》）

阴阳不和，脏腑生病，给于胸膈则成膈气，留于咽嗌则成五噎。其为病也，令人胸膈痞闷，呕逆噎塞，妨碍饮食，胸痛彻背，或胁下支满，或心忡喜忘，咽噎气不舒。（《济生》）

有先兆症候者，轻，可治；凡忧思恚怒之后，舌质紫暗，面有夭色，膈俞压痛，吞咽进食时有异物通过感，略膨闷灼痛者，

中篇

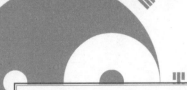

即当做食道分段拉纲以确诊。活三、五年者累见不鲜。常服六味地黄者有效。

有进行性吞咽困难伴持久的胸背剧痛者，难治。多是中晚期明证。

得此证者，能少纳谷，则不出一年而死。全不纳谷，则不出半年而亡。若进食进饮噎塞而呛咳者，不出三月死。（《源流论》）

年高者，不治。（《丹溪》）

若药食难进，但见沫大出，或吐痰如蟹沫者，必殆。背人进食者，死。

粪如羊屎，形脱肉陷者，断不可治。

口吐红痰，或吐血不止者，立死。

至若呕血，下黑粪，中脘有症积如石硬者，重。

面白，色如枯骨，形肉已脱，热不休者，死。

见朝食暮吐，或食已即吐，腹中痛如刀割者，不治。

呕吐反胃，浮滑者昌；弦数紧涩，结肠者亡。（《医宗必读》）

脉见浮缓而滑，沉缓而长，皆可治；弦涩短小，为难医；脉空虚及兼歇者，俱不可治。

胁　痛

两胁胀痛随情志变化而增减，面色红润，脉弦而缓者顺。

若右胁钝痛，无有轻时，活动后尤甚，而胁下有积，状若复杯，压之石硬，或表面有硬结，日渐增大不已，发热不休，面色青晦，脉弦急者，危，三月死。

若右胁疼痛，日渐加重，肝大过脐，腹大如箕，瘦削不食，反壮热不止者，不过十日死。

黄疸（附急黄）

凡黄，候其寸口脉近掌无脉，口鼻冷，并不可治。（《脉经》）

凡年壮气实，脉来洪大者，易愈；年衰气虚，脉来微涩者，难瘥。年过五十，因房劳饮酒，七情不遂而得，额黑呕哕，大便自利，手足寒冷，饮食不进，肢体倦怠，服建中、理中、渗湿诸药，不效者，不可为也。（《准绳》）

黄疸，变黑如烟尘，神昏视歧，撮空者死；小便如膏者死；腹胀不减者死；饮食太少者死。若眼渐白，小便长者，病将退也。（《玉案》）

验黄疸生死法，用二指重按胸前膻中穴，二指左右分开，中间有血色者，可治。（《医宗说约》）

疸脉缓大，顺；弦急而坚，逆。（《直指》）

附急黄：卒然发黄，心满气喘，命在倾刻，故云急黄也。有得病即身体面目发黄者，有初不知是黄，死后乃身面黄者。其候，得病但发热心战者，是急黄也。（《病源论》）急黄又名瘟黄，死人最暴。

若身目呈红黄色，高热，腹胀，神昏谵语，衄血便血，或肌肤出现斑疹，舌质红绛，脉弦数者，难治。犀角散加减主之，加服安宫牛黄丸或至宝丹以开窍。若反见神清，语朗索食者，立死。

广角10克，茵陈30克，生山栀、丹皮、赤芍、元参各9克，大黄6克，生地、连翘各15克，黄连3克。水煎服。

《金鉴》云：疸过十日而反剧，色若烟熏目暗青，喘满渴烦如啖蒜，面黧汗冷及天行。

中篇

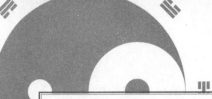

注：仲景曰，黄疸之病，当以十八日为期，治之十日以上宜瘥。反剧为难治也。色若烟熏，目神暗青，阳黄死证也。喘满渴烦不已，心胸如啖蒜刺痛，黄毒入腹，死证也。面色黧黑，冷汗縶縶，阴黄死证也。天行疫疠发黄，名曰瘟黄，死人最暴也。

积　聚

《金鉴》云：积聚牢坚不软动，胃弱溏泻不堪攻，奔豚发作状欲死，气上冲喉神怖警。

注：积聚牢固不动，坚硬不软，则病深矣；胃弱食少，大便溏泻，不堪攻矣。五积之中，奔豚最为难治，若更发作，正气虚不能支，其状欲死，从少腹起，气上冲喉，神色警怖，皆恶候也。

新积，痛可移者，易已也；积不痛，难已也（《灵枢·卫气篇》）

诊人心腹积聚，其脉坚强急者生，虚弱者死。又实强者生，沉者死。其脉大，腹大胀，四肢逆冷，其人脉形长者死。腹胀满，便血，脉大时绝，极下血，脉小疾者死。（《脉经》）

积如大盘，形脱不食，呕吐肿胀者，不治。（《活人心统》）

大凡腹中有块，不问积聚癥瘕，俱为恶候，药不能独治也。切勿视为寻常等疾，而不求医早治。若待胀满已成，胸腹鼓急，虽仓扁复生，亦莫能救其万一。（《正传》）

验证：疟母攻破致死。

歙北一医，在吾街名冠一时。时有里人范某，久患疟母，寝食若旧，动作如常，闻此医欲归梓里，恐郡内诸医，不能杜其病根，即商其治，所用硝黄、枳朴、巴豆、蓬棱，一派攻伐之剂，未数日腹如复釜，神气顿疲，饮食减少，病势日加一日，至于危急，始来商治于丰。诊其脉沉小而涩，此因攻破太猛，正气受伤之候，证弗易治，嘱商明手。其兄再四哀求，不得已，勉以香砂六君损益，服之未效，复请固辞，再商他医，终不能起。

程曦曰：古人谓不服药为中医，诚哉是言！历见因病致死者少，因药致死者多，若此病是药速其亡也，不思李念莪云，养正则邪自除，譬如满座皆君子，一二小人，自无容身之地，曦之鄙见，当补正为君，稍兼攻积，庶乎稳妥，偏于攻破，非法也。

咳　嗽

咳嗽脉沉紧者死，浮直者生，浮软（大）者生，小沉伏匿者死。（《脉经》）

病咳嗽，脉数身瘦者，死。暴咳嗽。脉散者死。病咳，形肥，脉急甚者死。病诸嗽喘，脉沉，而浮者死。（《中藏经》）

咳，脱形发热，脉小坚急者死。脱形，热不去者死。（《脉经》）

阴虚火动，发而为喉痹，音哑者不治。嗽而大便泄者，难治，嗽而发热不止，难治。（《苍生司命》）

死证（六名）：水肿、形脱、热不去、腹胀、呕、泻。（《识病捷法》）

气急多烦，指甲紫而带弯，终归冥路。手掌皮如枯树，面艳颧红，咽痛，音如鸭声，鼻掀，终死。（《正宗》）

喘　证

外感病后期，病陷危笃，或久病虚损，肾肺之气衰竭，肾竭不纳，肺竭不敛，气脱暴喘，呼吸困难，面唇紫绀，病属危候。急宜补肺敛肾，益气固脱，或可挽救。

上气喘嗽，肩息不得卧，手足逆冷，及面浮肿者死。（《医心方》）

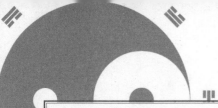

凡喘病，上喘下泄者死。上喘而小便利者死。喘病危笃，鼻出冷气者，以肺绝也。（《苍生司命》）

人有大病不得瘥，一朝加喘者，不治。（《保命歌括》）

汗出发润者为肺绝，身汗如油喘者为命绝，直视谵语喘满者不治。诸有笃病，正气欲绝之时，邪气盛行，多壅逆而为喘，然则喘之危恶，又安可寻常目之。（《直指》）

《金鉴》云：喘汗润发为肺绝，脉涩肢寒命不昌。喘咳吐血不得卧，形衰脉大气多亡。（气多，谓出气多，入气少也）

形盛脉细，少气不足以息者危；形瘦脉大，胸中多气者死。（《素问·三部九候论》）

大骨枯槁，大肉陷下，胸中气满，喘息不便，其气动形，期六月死；真脏脉见，乃予之期日。大骨枯槁，大肉陷下，胸中气满，喘息不便，内痛引肩项，期一月死；真脏见，乃予之期日。大骨枯槁，大肉陷下，胸中气满，喘息不便，内痛引肩项，身热，脱肉破䐃，真脏见，十月之内死。（《素问·玉机真脏论》）

若喘咳不已，形脱，声嘶语不出者，死。喘咳不已，形脱，一身关节尽痛不休者，死。喘咳不已，胸痛，卧则脸颈悉红者，不出三月死。喘咳不已，气短，兼见鼠瘘石坚者，不久即死。

肺 痈

李中梓云：肺痈已成，寸数而实。则痿之形，数而无力。肺痿色白，脉宜短涩。浮大相逢，气损血失。肠痈实热，滑数可必；沉细无根，其死可测。

注：肺痈而寸口数实，知脓已成矣。肺叶焦痿，火乘金也，故数而无力，肺痿几作，则肺气虚损。白者西方本色，所谓一脏虚则一脏之本色见也，短涩者，秋金之素体。若逢浮大，是谓火来乘金，克我者为贼邪，血气败坏之诊也。肠痈实也，沉细虚

也，证实脉虚，死期将至矣。

肺痈初起，脉不宜数大；溃后最忌短涩，脉缓滑而白者生，脉弦急面赤者死。（《医通》）

初起，脉浮虚细，身体不热，咳嗽有痰，呼吸调匀者顺。已成，脉浮微数，咳吐脓痰，形色鲜明，语声清朗者吉。溃后，咯吐脓痰，间吐鲜血，时发时止，饮食知味者顺。吐脓渐渐稀少，胸胁不痛，面色微微带黄，便调，多稳。若初起，脉洪弦数，身热多寒，胸痛气喘，面红多汗，损寿。已成，咯吐脓痰，气味滗臭，黄痰如胶粘固，唇反，终亡。咯吐再兼白血，气急多烦，指甲紫而带弯，终归冥路。手掌皮如枯树，面艳颧红，咽痛，音如鸭声，鼻掀，终死。（《正宗》）

血　证

唐容川云：医者，所以治人之生者也，未知死，焉知生。知死之无可救药，则凡稍有一毫之生机，自宜多方调治，以挽回之。欲辨死生，惟明脉证。……夫载气者，血也，而运血者，气也。人之生也，全赖乎气，血脱而气不脱，虽危犹生，一线之气不绝，则血可徐生，复还其故。

血未伤而气先脱，虽安必死。以血为魄，而气为魂，魄未绝而魂先绝，未有不死者也。故吾谓定血证之死生者，全在观气之平否。吐血而不发热者易愈，以荣虽病而卫不病，阳和则阴易守也。发热者难治，以血病气亦蒸，则交相为虐矣。吐血而不咳逆者易愈，咳为气呛，血伤而气不呛，是肾中之水，能纳其气以归根，故易愈。若咳不止，是血伤火灼，肾水枯竭，无以含此真气，故上气咳逆为难治，再加喘促，则阳无所附矣。大便不溏者，犹有转机，可用滋阴之药，以养其阳。若大便溏，则上越下脱，有死无生。再验其脉，脉不数者易治，以其气尚平，脉数者难治，以其气太疾。浮大革数而无根者，虚阳无依；沉细涩数而不缓者，真阴损失，皆为难治。若有一丝缓象，尚可挽回，若无缓象，或兼代散，死不治矣。凡此之类，皆是阴血受伤，而阳气无归，故主不治。若阴血伤，而阳气不浮越者，脉虽虚微迟弱，亦不难治，但用温补，无不回生。盖阳虚气弱者易治，惟阴虚气不附者为难治，所谓血伤而气不伤者，即以气之不伤，而知其血尚未尽损，故气犹有所归附，而易愈也。

《金鉴》云：失血身凉脉小顺，大疾身热卧难凶，口鼻涌出而不止，大下溃腐命多倾。

注曰：大疾，脉大疾也。卧难，不能卧也。大衄大下血出如涌泉不止，肉溃腐尸之气则命倾也。

前贤曰：失血诸证，脉必现芤；缓小可喜，数大堪忧。

注：芤有中空之象，失血者尔也，缓小亦为虚脉，顺而可喜；若数且大，谓之邪胜，故可忧也。

吐血衄血，脉滑小弱者生，实大者死。唾血，脉紧疆者死，滑者生。吐血而咳，上气，其脉数有热，不得卧者死。鼻衄吐血沉细宜，忽然浮大即倾危，病人脉健不用治，健人脉病号行尸。吐血但出不能止，命应难返没痊平；大凡要看生死门，太冲脉在即为凭。若动应神魂魄在，止便干休命不停。

急救：失血诸证，至危至急，医云：留得一分血，保得一分命，故止血一法，尤为重要。

内伤出血，属血热妄行者，舌绛脉数，急用金匮泻心汤合犀角地黄汤：大黄9克，黄芩9克，黄连6克，三七粉3克（冲），犀角末1克（冲），生地12克，丹皮9克，赤芍12克。水煎服。咳血，加白茅根30克，藕节12克；呕血，加竹叶9克；便血，加地榆9克，槐角9克；衄血，加栀子9克，藕节12克；非时经血，加泽兰吐9克；发斑，加大青叶15克，元参12克。大便燥结者，加大生大黄量15克～30克。

属阳虚失血者：吐血，柏叶汤；便血，黄土汤。

不论寒热俱可先用十灰散止血，花芯石散也极效。

凡吐、衄、便、崩诸出血，若血出不止，气随血泄，而现脱象，六脉细微，面色苍白，肢冷汗出，喘促烦躁者，急危之候，血尽则死，急用独参汤益气固脱救之；兼见手足冷，冷汗出者，再加附子以引气归根。上等人参30克，浓煎顿服。

虚劳（损）

1. 虚劳（损）危候

凡虚损既成，不补将何以复？而有不能服人参、熟地及诸补之药者，此为虚不受补，何以望生？若劳损吐血失血之后，嗽不能止而痰多甚者，此以脾肺虚极，饮食无能化血而随食成痰，此虽非血而实血之类也。《内经》曰：白血出者死。故凡痰之最多最浊者不可治。

左右者，阴阳之道路，其有不得左右眠而认边难转者，此其阴阳之气有所偏竭而然，多不可治。凡病虚损者，原无外邪，所以病虽至困，终不愦乱。其有患虚证别无邪热而谵妄失伦者，此心脏之败神去之兆也，必死。

劳嗽音哑声不能出或喘急气促者，此肺脏之败也，必死。劳损肌肉脱尽者，此脾脏之败也，必死。筋为疲极之本，凡病虚损者多有筋骨疼痛，若痛有至极不可忍者，乃血竭不能荣筋，此肝脏之败也，必死。劳损既久再及大便泄泻不能禁止者，此肾脏之败也，必死。诸虚者不可下，下之则阳虚而生寒。仲景曰，极寒反汗出，身必冷如冰，其有眼睛不慧，语言不休，口难欲言，舌不得前者，皆死。阴虚水亏，虚烦虚躁者，不可下，重亡其阴，万无生理矣。

2. 虚劳（损）死证

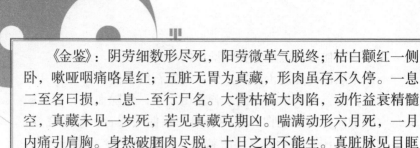

《金鉴》：阴劳细数形尽死，阳劳微革气脱终；枯白颧红一侧卧，嗽哑咽痛咯星红；五脏无胃为真藏，形肉虽存不久停。一息二至名曰损，一息一至行尸名。大骨枯槁大肉陷，动作益衰精髓空，真藏未见一岁死，若见真藏克期凶。喘满动形六月死，一月内痛引肩胸。身热破䐃肉尽脱，十日之内不能生。真脏脉见目眶陷，目不见人顷刻倾。若能见人神犹持，至所不胜日时终。

注：阴虚久劳脉细数，则必形消著骨而后死者，阴主形也。阳虚久劳脉微革，则不待痿尽忽然而脱者，阳主气也。五脏之脉无和缓象，为无胃之真脏脉，即形肉虽存，亦必不久于人世也。一息二至，损病之脉也。一息一至，行尸之脉也。大骨，颧肩股腰之大骨也。大肉，头项四肢之大肉也。枯槁者，骨痿不能支也。陷下者，肉消陷成坑也。动作精神渐衰，真脏脉不见，期一岁死；若真脏脉见，遇所不胜之时日凶可期也。若真脏脉不见，有是证者，喘满动形，六月而死；有是证者，五脏内损，痛引肩胸者，一月而死；有是证者，肉尽之处皆枯燥破裂，谓之破䐃，身热不已，十日内死。真脏脉见，目眶下陷，视不见人，顷刻而死；若能见人，则神尚未去，至所不胜之日时而死也。

消　渴

三消之脉，数大者生；细小微涩，形脱堪惊。（《医宗必读》）

注：渴而多饮，为上消；消谷善饥，为中消；渴而便数有膏，为下消。三消皆燥热太过，惟见数大之脉为吉耳；细微短涩，真阴已竭，死不可救。

消瘅，脉实大，病久可治；脉悬小，坚急，病久不可治。（《素问·通评虚实论》）《金鉴》云：三消便硬若能食，脉大实强尚可医；不食舌白传肿泻，热多舌紫发痈疽。

注：三消，饮水多不能食。若能食大便硬，脉大强实者，为胃实热，下之尚可医也；若不能食，湿多舌白滑者，病久则传变水肿泄泻，热多舌紫干者，病久则发痈疽而死也。

三消久而小便不臭，反作甜气，在溺桶中滚涌，其病为重。更有浮在溺面如猪脂，溅在桶边如柏烛泪，此精不禁，真元竭矣。（《要诀》）

腰　　痛

《金鉴》云：腰痛肾虚风寒湿，痰饮气滞与血瘀，湿热闪挫凡九种，面忽红黑定难医。

注：腰痛之证，其因不同，有肾虚、有寒、有湿、有痰饮、有气滞、有血瘀、有湿热、有闪挫。凡患腰痛极其而面色忽红忽黑，是为心肾交争，难治之证也。

正如《素问》云："太阳不足，病肾痹。"又云："淫气遗溺，痹聚在肾。"又云："黑脉之至也，上坚而大，有积气在小腹与阴，名曰肾痹。"又说："肾痹者，善胀，尻以代踵，脊以代头。"

凡成人腰部胀痛而伴有无痛性时发时止的全血尿和腹内积块者，为肾痹（肾肿瘤），多危。若在幼儿单有腹内积块者，也需及早诊查。需做肾盂的X线摄片，以便确诊。肾肿瘤诊断确定后，手术切除病肾，而后服扶正培本之剂。肾肿瘤95%以上是恶性的，预后极差。

痹　　证

《金鉴》云：痹在筋骨痛难已，留连皮脉易为功，痹久入脏中虚死，脏实不受复还生。

注：痹在筋骨则受邪深，故痛久难已。痹在皮脉则受邪浅，

故易治也。凡痹病日久内传，所合之脏，则为五脏之痹。若其人中虚受邪，则难治多死，其人脏实而不受邪，复还于外，则易治多生。假如久病皮痹，复感于邪，当内传肺而为肺痹。若无胸满而烦喘咳之证，则是脏实不受邪。余脏仿此。

痹证，久卧床不能行动，久泻不食者，难治。（《心统》）

著痹不移，䐃肉破，身热脉涩者，不治。（《医通》）

此外，胎妊之妇，最虑腰痛，痛甚则胎坠，不可不防。

癃闭（附关格）

小便不通，浮弦而涩。芤则便红，数则黄赤。便难为癃，实见左尺。（《医学入门》）

注：小便不利难来者为癃闭，乃膀胱热极，故脉实。

小水不通，是为癃闭，此最危最急证也。水道不通，则上侵脾胃而为胀，外侵肌肉而为肿，泛及中焦则为呕，再及上焦则为喘，数日不通，则奔迫难堪，以致危殆。（《景岳》）

凡病伤寒而小水利者，多吉。以内邪不甚也。

《伤寒论》曰：湿家下之，额上汗出微喘，小便不利者死。若下利不止者，亦死。

凡气虚而小便闭者，必以素多斲丧，或年衰气竭者，方有此证，正以气有不化，最为危候，不易治也（《景岳》）

气脱一证，则多以妄下伤阴或克伐太过，或泄泻不止以致阴竭于下，则阳脱于上，小水不通而上见头汗则大危矣。

《金鉴》云：呕哕尿闭为关格，若出头汗命将倾。伤寒狂冒遗尿死，尿闭细涩不能生。

注：上为呕哕不入，下为小便不通，则阴阳之气关格，若出头汗，则为阳绝，故命倾也。伤寒狂冒，属阳邪盛，遗尿，属阴不守，若尿闭脉细涩，知阴也竭，故俱死也。

关格者，……既关且格，必小便不通，旦夕之间，陡生呕恶，此因浊邪壅塞三焦，正气不得升降，所以关应下而小便闭，格应上而生吐呕，阴阳闭绝，一日即死，最为危候。（《证治汇补·癃闭附关格》）

关格不通，不得尿，头无汗者可治；有汗者死。（《医通》）

关格若头汗出者（阳脱）死；脉细涩者（知阴亦竭）亦死。实系阳气欲脱、阴气欲绝的阴阳离决危候。至此，必有意识蒙眬，烦躁不安，谵妄出血，肌肉震颤，呼吸深快等证。

凡治关格病，不知批郤导窍，但冀止呕利溲，亟治其标，技穷力竭，无益反损，医之罪也。（《医门法律》）

淋　病

小便淋闭，鼻色必黄；实大可疗，涩小知亡。

注：鼻头色黄，必患小便难，六脉实大者，但用分利之剂必愈；若逢涩小，为精血败坏，死亡将及矣。

故曰淋病，下焦气血干者死。（《捷法》）

若成年女性，发热，尿血兼见剧烈的尿急、尿痛、小便频数者，多是下焦湿热（急性膀胱炎）虽痛甚不死。

尿　血

凡中年以上男子，突然出现尿血，不痛，时发时止者，需急急诊治可生，做膀胱镜检查以确诊。不然久则或伴尿急尿痛，恶臭，小便频数，或发尿闭，点滴全无，多不救。

若尿血，突伴腰部剧烈绞痛者，可能有肾或输尿管结石，重。若临床血尿兼见严重的尿末疼痛及尿线中断者，可能有膀胱结石。若尿血，突伴腰部剧烈的绞痛者，可触有肾或输尿管结石，重。若见于包皮过长的男子，非尿血，而是在包皮口有血性

中篇

177

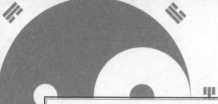

液体，误认为"血尿"，恶臭，在阴茎头上每每有一个硬结存在，不痛，久则溃烂成疮，名曰"阴疮"（阴茎癌）。晚则多不救。正如《素问·至真要大论》云："太阳之胜，阴中乃疡，隐曲不利，治以甘热。"《灵枢·五色篇》也说："男子色在于面王，为小腹痛，下为卵痛，其圜直为茎痛（圜直，指圆而直的人中沟而言）。"

疝　气

疝为肝病，弦急，肝脉之常也。况弦敛急直气不鼓畅者，咸主痛胀，疝则未有不痛不胀者，故弦急而牢，见积聚之有根，亦见原本之壮实。疝系阴寒之咎，牢主里寒之脉，最为相合。若急则邪盛，弱则正衰，必死。

《素问·骨空论》云"任脉为病，男子内结七疝。"《素问·缪刺论》云："邪客于足厥阳之络，令人卒疝暴痛。"《灵枢·经脉篇》又云："足厥阴之别，其病气逆则睾肿卒疝。"

故疝虽有七，卒疝最急，男女俱得，非独男子。卒疝，发则暴痛不可忍，疝不能出入、气逆呕吐、腹胀、肠鸣漉漉，腹痛急剧，危。切勿强行还纳。

若不急治，久则前症俱增，发热脉弦数，舌青绝汗出，脉弱急者，肠坏而死。俱急宜手术。

疟　疾

《内经》中论疟甚详，虽名目繁多，推求本旨，不越正疟和类疟两类。凡感受"疟邪"（括疟原虫）寒战壮热，休作有时者为正疟，如"每日疟"、"间歇疟"、"三阴疟"以及"疫疟"、"疟母"等。凡非因疟邪而出现的寒热往来，似疟非疟的证类，皆属类疟，如"温疟"、"瘅疟"、"牝疟"等。

正疟较轻主生，常是先有寒战，继之高热，汗出热退，每日或隔一二日发作一次。发作时并有头痛、呕噁等症，脉弦或弦数，小柴胡汤加常山、草果有效。

疫疟多危。发病急，热重寒轻，或壮热持续不退，面赤口渴，头痛剧烈。脉自弦数者生。

若热陷心包，则昏谵痉厥，舌质绛，甚危。脉弦数者生，脉弦如刀刃者死。清瘟败毒饮加减挽救之：生石膏30克，知母9克，元参9克，黄芩6克，水牛角30克，连翘12克，菖蒲6克，牛黄末（冲）3分，神犀丹（冲）一丸。

瘴疟亦险，有寒热之分。寒盛者为冷瘴，方用正气散加青蒿12克，草果10克，若嗜睡呓语，神志昏蒙者，加服苏合香丸1粒。热偏盛者为热瘴，清瘴汤主之。高热痉厥者，加服紫雪丹，效佳。

久疟，遇劳则发，脉弦小者生。何人饮有效。若久疟不食，吐泻致肿胀者，不治。脉代散则死。

疟母日久成痨瘵者，多不治。

凡疟，针刺俱有神效。取大椎、间使、后溪穴，于发作前1小时针刺，用泻法，留针半小时。

凡疟，单用青蒿亦有良效。鲜青蒿首次180克，后每次120克。绞汁服；或用干品，微煎服。青蒿素片，每片0.3克，每次1～2片，每日3次，连服3天。

青蒿素注射液：每支2毫升（含青蒿素0.1克），首次两支，6小时后再用一支，第2～3天各一支，肌注。对疫疟（恶性疟、间日疟）效佳。

便　　血

便血，首别其色，色鲜为热，色瘀为寒。再辨其疾，肠风下

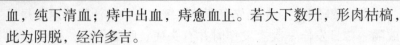

血，纯下清血；痔中出血，痔愈血止。若大下数升，形肉枯槁，此为阴脱，经治多吉。

若40岁以上的男子，大便带有暗红色血液并夹杂粘液，大便变细，突然次数增多或闭结难解，常"欲大便"者，危。多是直肠癌的先兆，即当做直肠指检。若手指检查时，可以在直肠壁上摸到硬的肿块，其表面凹凸不平，象一朵菜花，或者摸到一个溃疡，其边缘不齐，坚硬其隆起。退出手指时，在指套上有血、脓和粘液沾染。此法虽简，确可早期发现癌肿，甚勿轻之。

若掉以轻心，不查不治，兼见乏力、消瘦、脉如屋漏，突然下血不止者，死。

二、外科疾病生死候证辨

（一）概说

　　祖国医学对外科疾病特别注意区别证之阴阳，认为：阳证有热，则气血行而生肌；阴证无热，则气血滞而不敛。故云，有热无热为生死之诀。尽管临床病目繁多，症情错综复杂，但只要结合阴阳二证，细辨善恶顺逆，对推测预后是会有几分把握的。清代外科大家祁坤在这方面的见解颇为精深。

　　他说：痈疽不论上中下，惟在阴阳二症推。发背虽有正与偏，要取高低两样看。纯阳初起必焮肿，更兼身热有微寒，顶如尖字高突起，肿似弯弓根有盘，七日之间多焮痛，二七之期脓渐漫，动息自宁食知味，二便调匀无泻干，肿消脓溃精神爽，脱腐生新气血完，五善自然臻并至，七恶全无半点干，痛便随脓减，肿退自肌宽，新肉已生红艳艳，腐皮自敛白漫漫，一身多爽快，五脏尽和欢，此属纯阳俱易治，百人百可保全安。

　　对阴症阐发如下：纯阴初起不知疮，粟米之形疙瘩僵。不红不肿不知痛，少热少焮少提防，七朝之后身体倦，疮根平大喜浇汤，顶不高兮根不活，色不光兮腐不瓤，陷软无脓空结聚，脉浮散大细飞飏，饮食不餐身战战，尝汤止许意忙忙。疮上生衣如脱甲，孔中结予似含芳，脓多臭秽身难便，举动怆惶韵不长。疮形成紫黑，面色变青黄，精神昏愦多鼾睡，言语无人自发扬，口干多舌强，痰喘定身亡，此属纯阴俱不治，百人百可到泉乡。

　　对半阴半阳证歌括为：阴阳之症两相交，生死同兼事可招，微热微寒微赤肿，半昏半爽半平高，脉来虽数多无力，饮食虽餐便不消，肿而不溃因脾弱，溃而不肿为脓饶，大便多结小便数，上身有汗下身焦，五善虽兼有，七恶未全逃，口渴喜茶肠腹痛，面浮厌饮足心高，心烦不稳睡，神乱怕音焦，投方应病方为妙，阴转为阳渐可调，心真造化，尔命坚牢，逢之任是神仙手，半死余生定莫逃。

对痈疽的善恶总结为五善七恶：心善精神爽，言清舌润鲜，疮疼兼不渴，睡醒得安然。肝善自轻便，因烦自不烦，指头红活色，坐起觉平康。脾善唇滋润，粂帨兰射香，凡餐俱有味，脓厚更肥黄。肺善声音响，无痰韵更长，肌肤多滑润，大便自寻常。肾善诚为要，水深火自降，口和兼不渴，小水得稀长。

一恶神昏愦，心烦舌上干，疮形多紫黑，言语自呢喃。二恶腰身强，目睛斜视人，疮头流血水，惊悸是肝迍。三恶形消瘦，脓清臭秽生，疮形多软陷，脾败不知疼。四恶皮肤槁，声嘶韵不长，痰多兼喘急，鼻动肺将亡。五恶成消渴，随饮即随干，形容多惨黑，囊缩肾家端。六恶身浮重，肠鸣呕呃频，大肠多滑泄，脏腑并将倾。七恶疮倒陷，形如剥鳝同，四肢多冷逆，污水自流通。

善属腑证，病微邪浅，更能慎起居，节饮食，则勿药亦愈。恶属脏证，多因元气虚弱，或汗下失宜，胃气受伤，或寒凉克伐，以致邪气愈实也。法当纯补胃气，多有可生者，宜于溃疡主治诸方内对证施治。此外更有溃后发热恶寒作渴，或怔忡惊悸，寤寐不宁，牙关紧闭，或头目赤痛，自汗盗汗，寒战咬牙，手撒身热，脉洪大按之如无，或身热恶衣，欲投水中，其脉浮大，按之微细，衣厚仍寒，此气虚极，传变之恶症也。手足逆冷、肚腹疼痛，泄泻肠鸣，饮食不入，呃逆呕吐，此阳气虚，寒气所乘之恶证也。有汗而不恶寒或无汗而恶寒，口噤足冷，腰背反张，颈项劲强，此气血虚极，变痉之恶证也。俱急用参、芪、归、术、附子、以救之，间有得生者，不可因其证恶，遂弃而不治。

对痈疽生死法，经验是：初生如粟，里可容谷。外面如麻，里大如瓜，外面如钱，里可容拳，起势大，终无害，未老先白头，无脓软陷休，疮从疙瘩起，有脓生方许，肿溃气昂昂，不治自安康。根高顶又高，八十寿还饶，焮肿易腐烂，任大终无恙，疮高热焮疼，虽苦必然生。疮软无神气，应补方为益，内肿疮不肿，必竟生疑恐，脓秽不进食，泄泻黄泉客，疮色猪肝紫，无脓必定死，绵溃不腐烂，内怕葡萄嵌，仰卧不知疼，阴症命难生，腐尽有败气，笑里终生祟。根散疮平塌，神仙无治法。久病目露神，必竟命难存，面忽似涂脂，十日后分离。败中有红肉，虽重生门路。新肉扣板片，不食终须变。手足皮枯槁，血败生难保。唇白眼无神，腹胀泻将倾。醝气不滗气，虽重多生意；眼眶黑气浓，痈疽怕此逢。房中香馥馥，是病终为福。疮热身微热，轻病何须说。生死此中求，片言一可诀。

从观察患者形色上，如何决断生死，他说：凡阅人之病，必先视其形色，而后与脉病相参，诚识于始，以决其终，百无一失矣。曷言之，阴病见阳色，腮颧红鲜；阳病见阴色，指甲呈青。此二者俱死。又身热脉细，唇吻反青，目珠直视者死。面如涂脂，色若土黄、细腻，黑气抹者死。唇舌干焦，鼻生烟煤，眼神透露者死。形容憔悴，精神昏短，身形缩小者死。喘粗气短，鼻掀睛露，语言谵妄者死。循衣摸床，遗尿失禁，撮空者死。头低项软，眼视无神，吸吸短气者死。皮破无血，肉绽烂斑，麻木不知痛痒者死。齿黄色如煮豆，唇白反理无纹，耳黑枯焦不听，人中缩而坦平，口张气出无回闭，鼻煽相随呼吸行，汗出如珠不散，痰若胶而坚凝，出血红如肺色，指甲弯而滞青，神昏神浮，神乱神离，缁衣生满面，黑气惨天庭，逢之都没命，法在此中评。

中篇

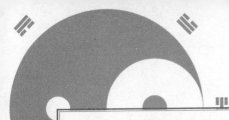

（二）诸病生死

锁 喉 痈

锁喉痈，又名猛疽。是痈中危重证之一。《灵枢·痈疽篇》云："痈发于嗌中，名曰猛疽。猛疽不治，化为脓，脓不泻塞咽，半日死"，故应积极防止内溃。

本证初起，颈部硬结，来势猛烈疼痛，如压或吞咽时疼痛加剧；继而皮肤红肿绕喉，汤水难下。若肿胀日增，则可发生吞咽与呼吸困难，以及喉头水肿等危急病情，不及时处理，可有生命之虞。

如根盘松活，容易溃脓为顺；若坚硬难于溃脓的，则为重症。倘脓成不刺，向内穿溃咽喉的，多死。

附刺破法：经治症状不减轻时，可在肿势最高处，于颈中线作垂直切口，用手指伸入切口，向外侧探入脓腔引流。务使引流通畅，手术虽小，却能保人性命。

颜 面 疔 毒

疔毒其害最速，尤其是颜面疔毒（其中特别是三角区疔毒），更甚。虽据发生部位不同，名称各异，但均因火毒而生。

初起即有粟米状小泡，根脚坚硬如钉丁之状，或痒或麻，或焮赤疼痛。千万别挤压。伴有恶寒发热者重，无寒热者轻。

时历3～5日间，肿势逐渐增大，四周浸润明显，疼痛增剧，发热口渴，脉数有力者重。

经治，如溃出脓拴，肿消痛减，身热减退的，是顺证，主生。

决生死秘要

若顶陷黑色无脓，肿势扩散，以至头部面耳项俱肿，身热增高，饮食减少，夜不安寐，大便燥结，甚至恶心呕吐，烦躁气急，神昏谵语，脉象洪数，舌苔黄糙，是为疔疮走黄之逆证，多危。

总之，诊察疔疮生死，凡疔疮初起为疥，结肿不散，不作寒热，手足温暖者生；若初起似疔非疔，散漫无脓，四边疮根平塌者凶；已成之时，肉肿疮不肿，根脚走散，神昏不醒，溃后流血水，气秽者死。

疔疮走黄

《疮疡经验全书》云："疔疮初生时红软温和，忽然顶陷黑，谓之广走（即走黄），此症危矣。"

疔疮走黄，主要从局部和全身症状综合判断：凡局部疮顶干陷无脓，肿势向周围扩散，并伴有高热头痛、心烦呕逆及肢体拘急者，即为走黄的先兆。急宜清热解毒，黄连解毒汤合五味消毒饮主之。

若出现神昏谵语，发痉发厥，即已完全进入走黄阶段。乃毒入血分，多为邪实正不虚之证，治以凉血解毒为主。根据毒入五脏见证不同，随证治之。

如入心则昏迷谵语，上方加服安宫牛黄丸；邪入肝则痉厥，上方加羚角，吞服紫雪丹；邪入脾则腹胀痛，便秘者加生大黄、元明粉；泄者加地榆炭、银花炭。邪入肺则喘嗽，加贝母、竹沥等。

阴　疽

《外科证治全生集》云："初起之形，阔大平塌，根盘散漫，不肿不痛，色不明亮，此疽中最险之症。倘误服寒凉，其色变如隔宿猪肝，毒攻内腑，神昏即死。夫色之不明而散漫者，乃气血两虚也；患之不痛而平塌者，毒痰凝结也。治之之法，非麻黄不能开其腠理，非肉桂、炮姜不能解其凝结，此三味酷暑不能缺一也。"

阴疽又名无头疽，属于深部脓疡的一种。它虽发无定处，但大多发于胸腹及四肢部分，尤其多见于下肢。发于胸腹的，多生于肌肉深部，易伤内膜，预后多不良；发于四肢的，多生于长骨及关节之间，易成畸形，伤及性命者少。

《灵枢·寒热病》云："帝曰：有疽死者奈何？歧伯曰：身有五部：伏兔一；腓二，腓者腨也；背三；五脏之腧四；项五。此五部有疽者死。"

脱　疽

脱疽是一种险证，危害人体也很严重，多发于四肢的末端，尤其是下肢更为多见。《灵枢·痈疽论》说："发于足指名曰脱痈（即疽），其状赤黑死不治；不赤黑，不死。不衰，急斩之，不则死矣。"关于预后方面，《外科正宗》言之甚详，兹录其述如下：

1. 顺证

①起疮不渴，口润舌和，性志寻常，无妄暴急，循礼为吉。②初起，形如麻子，焮热作痛，一指皆肿，根脚收缩者吉。③已成，头便作腐，肉不紫黑，疼痛有时，脓出肿消者吉。④已溃，先脓后腐，肉色红活，毒不走散，气不腥秽者吉。

2. 逆证

①未疮先渴，喜冷无度，昏睡舌干，小便频数，阳萎者逆。②初起，形如粟米，肉便紫色，不肿刺痛，黑气延散者逆。③已成，疮形枯瘪，肉黑皮焦，痛如刀割，毒传好指者逆。④已溃，

肉枯筋腐，血水臭污，疼若应心，零停彻骨者逆。

关于本病的治疗，切忌一味降火解毒，必须顾及元气之虚。正如《疡医大全》云："足疽之生，乃气血之亏，不能周致之故。然则焉可单泄毒以重伤气血乎？必大补气血加以泄毒之味，则全胜之道也。"常服四妙勇安汤加味，确有良效。

岩（癌瘤）

岩症，是外科中最难治愈的疾病。其特点是：肿块高低不平，坚硬如石，不能移动，形如岩石之状。此症难消难愈，每多危及生命。它包括了西医所说的恶性肿瘤和一部分癌转移症状。根据所生部位不一，故有多种名称。由于预后多不良，故古人多名为"绝症"。实践证明，只要早期发现，早期治疗，坚持治疗，再加上患者如能心情舒畅，减少忧虑，是完全有希望治愈或带病延年的。患此者，万万不可垂头丧气，束手待毙。

1. 乳岩（乳腺癌）

岩生于乳部的，称乳岩。男女均患，以女性为多。是女性中最多见的癌症之一。女性中以绝经期前后的妇女为多。未婚的或未孕者，或曾生育而自己不哺乳的妇女，比较多发此病。

本症的诊断只要留意并不困难。初起乳房部，尤其是外上象限内，有一大小不等的结块，高低不平，质地坚硬，皮核相亲，推之不移，不痛不痒，没有什么异样感觉，既不消瘦，也不发热。经年累月之后，始有疼痛，即应高度警惕。及时做切除活检以期确诊。如此时能及早发现，积极治疗，预后多良。

如仍不诊治，待到痛无休止，肿如碗大，纲布点血丝，先腐后溃，逐渐溃烂，时流污水，臭气难闻，甚至腋下、锁骨上有包块压痛者，虽经治疗，预后亦差。必至三年多而死。若至疮口中陷外翻，犹如莲蓬、菜花，每因烂断血管或因暴怒出血不止而

中篇

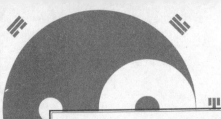

死。

此外也有初起乳房内并无包块，只是乳晕部犹患湿疹，腐烂而出血水，继而乳头渐渐向内凹陷，四周坚硬，皮色紫褐者，或偶尔乳窍流血者，皆当小心，应急就诊。

凡有下列情况者，预后极差：30岁以下者；生于内侧者；哺乳期患此者；妊娠期患此者；两侧乳房均患此者；乳头湿疹性者；男性患此者。

国外发现：月经初潮来的早的女孩，约80%的得乳腺癌。也有人统计，母亲得两侧乳腺癌者，其子女患此病的机会要高出常人的3倍。以上数据均有待证实。

2. 失荣（鼠瘘）

失荣生于肩上，耳前后或项间。因得之于"先得后失，始富终贫"，故名失荣。在《内经》早有描述：名曰"鼠瘘"，云："鼠瘘之本皆在于脏，其末上出于颈腋之间。"又曰："肺脉微涩为鼠瘘，在颈支腋之间"。结合临床，多是西医所说的恶性淋巴瘤（青少年多见）和转移癌（成年多见），如鼻咽癌、肺癌、食管癌、胃癌等。《疡科心得集》说："初起形如粟子，顶突根收如虚痰疬瘤之状，按之石硬无情，推之不肯移动，如疔着肌肉者是也。"

如素体强壮，患处不痛不溃，尚可暂时得安，即宜进一步诊治。倘若患处痛甚彻心，胸闷烦躁，大肉陷下，形瘦液竭者，多有生命危险。

《灵枢·寒热》云："鼠瘘决其生死奈何？反其目视之，其中有赤脉，上下贯瞳子，见一脉，一岁死；见一脉半，一岁半死；见二脉，二岁死；见二脉半，二岁半死；见三脉，三岁而死；见赤脉不下贯瞳子，可治也。"

3. 骨痹（恶性骨肿瘤）

凡青年男女，突然长骨两端，尤其是膝关节附近，出现持续性疼痛，疼痛与日俱增，尤以夜间为甚者，应格外小心，多是恶候。每易误为风寒湿痹。

若患处肿胀迅速，皮紧而亮，表面血管增多增粗者，急宜做X线片和病理检查以确诊。恶寒发热不休者，多死。可与阴疽相参看。

外伤疾患

1. 水火烫伤

本证是由意外的沸水所烫或因烈火所灼而得，概名水火烫伤。细分则有多种多样。如烫伤包括沸水、蒸汽、滚油、热粥、石灰水等；灼伤包括烈火、电灼、金属熔液、化合物等。

临床上辨别烫伤的轻重，着重从两个方面：一方面要看伤面范围的大小和部位的深浅等，另一方面要看有无内症的发生。凡伤区较小，浅在皮表，无全身症状者，轻，预后多良。若伤区较广，深在肌肉或筋骨，伤后立即起发水泡者，较重。若水烫后皮塌肉烂，火烫后皮焦肉卷，继而流滋溢脓，痂皮难脱，疼痛剧烈，兼见伤阴、伤阳、或阴阳俱伤者，危。烫伤后，脉多见数，即使在治愈后，往往还可能有一个较长的时间，须待气阴恢复后，才可逐渐缓和。若脉见弦甚、大甚、洪甚、尤以数甚者，最为危险。数甚之脉，兼见舌质光绛无苔者，多死。

2. 毒蛇咬伤

毒蛇咬伤后，轻则肿痛腐烂，重则危及生命，每每在数小时或十数小时内死亡，因此，辨其轻重十分重要。

凡被蛇咬伤后，只要伤处一边只留四列牙痕，另一边是毒牙所穿之大孔二枚，便可断为是毒蛇咬伤。应高度重视。

凡被毒蛇咬伤，疮口附近有明显水肿，初为灼痛，继则麻木，肿胀逐渐蔓延。一般咬后，当天就肿，第二天肿更甚，第三

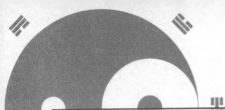

天保持原状，第四天开始消退，约一周左右全部消退。发热随肿势而上升，一般肿退热亦退，但热退比肿退较快。被咬后当夜眼睑下垂，视力模糊，对面看不见人，呼吸困难、呕吐等，脉象细数。

辨轻重安危：发热（38℃）者毒轻，壮热（39℃以上）者毒重。疮口呈黄色的轻，青紫色的重。以知痛者为轻，麻木者为重。肿势蔓延缓慢的为轻，肿势暴速的为重。仅神昏的较轻，兼有呕吐、胸闷、腹胀、舌强、尿血、皮肤发黄的为重，尤以手心脚底黄甚者更为危险。

蛇医季德胜先生对中毒的轻重分为四级，可资参考：肿胀不过腕或踝者为一级；肿及肘或膝部者为二级；肿及肩胛或髋髀者为三级；肿达胸或腹部者为四级。一级为轻，二级为重，三级为更重，四级为危。

现场急救：受伤后，现场的紧急处理十分重要。首先结扎患肢，防毒蔓延；即用布带或绳索在患肢伤口上方结扎，每10～20分钟放松一次，每次放松2～3分钟。

其次，去毒：在伤后，在现场尽早用火柴头10～20支，置于伤口上烧灼2～3次。并在患肢由上而下轻轻挤压，使毒液从伤口渗出，切勿包扎伤口。一日可连续2～3次。也可用口吮吸伤口（因唾液能破坏蛇毒）。

如有条件，伤后出现头昏眼花，周身瘫痪无力，视物有增大感觉者，是心脑中毒之象，或有昏迷现象者，急用麝香五厘，4小时服一次，连服三次。然后使用蛇药方才是治疗毒蛇咬伤中毒的关键措施。如上海的群生蛇药、季德胜蛇药、广东蛇药片等，当及早服用。

3. 外伤出血

凡伤后，出血量少，色红，找不到出血点者，轻。若血色暗红，缓慢不断地流出者，重。急宜抬高患者肢体的位置加压包扎即可。若血色鲜红，表明出血来自伤口的近心端，且断续地向外喷出者，极危。急用指压临时止血抢救生命，而后用止血带止血。不即止血，立死。

4. 头颅损伤

凡头皮擦伤、裂伤、血肿，虽出血多，血止则安，勿惧。若头皮大片撕脱，露出颅骨者，出血多暴，每致血厥，危。若受伤后，失去知觉，移时（一般不超过半小时）即清醒者，虽有头痛、头昏、近事遗忘等证，多轻，主生。

若受伤后，失去知觉，清醒后又再次昏迷者，危，应侧卧，切勿摇头、胡乱搬动。若有剧烈的头痛，频频的呕吐，颈项强硬，脉象弦劲者，急应开颅手术抢救之。

若脉象突然转数，数而无力，甚或结代，呼吸快慢不匀者，多死。若受伤后，一直昏迷不醒，瞳孔时大时小，眼球固定，不会咽痰，四肢无自主乱动，针刺之则出现四肢强直或角弓反张者，九死一生。

故凡头颅受伤后，出现昏迷或半昏迷的病人，在最初1天内，应每隔半小时观察神志、瞳孔、血压、呼吸及脉象一次，并注意特殊（定位）体征的出现。须知颅脑损伤，要在动态观察，而不在仪器的特种检查。如产生一侧瞳孔进行性扩大及对侧肢体轻瘫，以及神昏进行性加重，预示有颅内血肿存在，需要立即进行开颅手术，晚则无效。

5. 脊髓损伤

从高处跌下或重物击伤于背部后，发生截瘫者，即为脊髓损伤，极危。单下肢瘫者，为胸椎以下损伤；四肢均瘫者，为颈椎损伤。伤后慎勿轻易搬动头、颈，否则每易产生胸闷、呼吸困难、腹胀、脉迟缓而死。故用小沙袋固定头、颈两侧甚为重要。

中篇

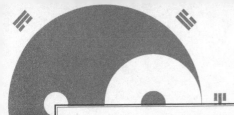

三、妇产科疾病生死候证辨

崩　漏

崩漏分称血崩、漏下，前者谓阴道突然大量出血不止，后者为下血如屋之漏，淋漓不绝。临床每每时崩时漏，故合称。《内经》云："阴虚阳搏，谓之崩。"又说："风胜乃摇，候乃大温，其病血崩。"常见于西医子宫功能出血、不完全流产、子宫颈息肉、子宫肌瘤等。

漏下较轻，血崩危急。受补者可治，不受补者难疗。若表现为"月事以时下"，量多或经久不干者，多轻。若表现为无规律的大量或持久的出血者，多危。若崩下如流，面色苍白，冷汗淋漓，烦躁不安，或神昏脉细弱者，不急救，每每发生生命危险。故止血固脱为急务。治以独参汤冲三七粉。

紧急处理：大量出血不止者，急宜：①填塞阴道。②针刺断红穴（食指与中指间蹼处进针），温针，留针20分钟，一般立即血量减少。③灸神阙：隔盐灸，艾柱如赤小豆大小，连灸十壮，往往于3～4小时后，血量显著减少。④如属月经周期规律，量过多时，针血海、三阴交。直接灸隐白或大敦3～5壮，有良效。

带　下　证

带下少量，色或白或黄，无味，身无所苦者，多为无病。《素问·骨空论》曰："任脉为病，女子带下，瘕聚。"

中青年女性，带下绵绵，色白或黄，味小或大，而"月事以时下"者，多是体虚湿甚所致。所谓"十女九带"，多吉。

若年过四旬，突然白带增多，继而有血相杂，其味恶臭，或行房后流血，此病最多见，每每是子宫颈癌的先兆，即当早日诊治，不然，日久必有阴道大量出血、消瘦、乏力、不食等证。血出不止者，死。

　　若年近花甲（即六十岁左右），本当"地道不通"（即绝经），反又见红（即绝经期后的出血），量虽不多，持续不停，也多恶候（多是子宫颈癌?），需早诊治。若拖延日久，带下五色，恶臭异常者，危。若臭液"五崩"，腹痛不止者，死。

　　注：五崩，王叔和曰："五崩何等？曰：白崩者，形如涕；赤崩者，形如降津；黄崩者，形如烂瓜；青崩者，形如蓝色；黑崩者，形如衃血也。"

妊娠下血

　　孕妇下血，最属忌候。妇人有孕，脉滑数倍常者佳。若脉见细弦，阴道见红，腰酸，腹部轻度坠痛者，为"胎动欲堕"之候，需要小心。如下血增多，伴有下水样物、血块，腹痛剧烈，腰痛如折者，必将"堕胎"。

　　若孕妇舌青，面赤，胀满呕恶，或冷气上逼者，多为胎死（当做尿妊娠试验，由阳性转为阴性更确。）急服决津煎下其死胎。若面青吐沫，舌黑者，多危及母命。

　　堕胎后，最忌腹痛寒热。热不休者，危。

　　若下血日久，无有止时，血中夹有"葡萄样"水泡排出，而又呕吐不止，胞宫软如"面团"者，多为"葡萄胎"。即古人云："妇人生六百子"候，多预后不良。

　　若"葡萄胎"已堕落，而仍下血不止，带下恶臭，发热咳血，形瘦者，亦属恶候，多死。

　　若孕妇下血极少，或者无血，在轻度受震动后（如大便、咳

中篇

嗽、性交、乘车等），患者突然腹痛剧烈，如撕如绞而晕厥，面色苍白，脉象虚数不滑，甚或脉绝，血压下降，极危。多为输卵管妊娠破裂。应就地抢救，不急救则死。应立即手术治疗。

应急处理：如无手术条件，或在家庭，首先应保持安静，防止病人起坐或更衣等震动，保持患者平卧，头低位。立即使用吗啡、杜冷丁等药以止痛。如住所离医院甚远，应先补液，注射5%的葡萄糖溶液，而后就地抢救。若是经产妇怀孕后，在妊娠后第七、八月中，突然下血，不论下血多少，俱是危险证候（多为前置胎盘）。若下血时多时少，血色鲜红，且无感觉，必是平静之中，隐藏大祸，虽临产期，亦宜谨慎，切记切记，免遭不幸。

子　痫

妊娠6个月以后，水肿、头痛、眼花、耳鸣、胸闷，以及有高血压、蛋白尿者，为先兆子痫。此为孕妇特有恶候。若处理不当或不及时，可引起母子俱亡。其中最主要的预兆多数是血压突然升高（特别是收缩压可达160mmHg）。

若尿少，青紫，复视，闪光，或暴盲嗜睡，呕恶胸痛者，重。有呼吸困难，心悸气短者，危。

若不及时治疗，每每于分娩前、或中、或后，发生子痫。子痫无论有无抽搐，总属危候。

孕妇突然神昏，兼有气急，紫绀，呕吐，脉数，或全身肌肉痉挛，抽搐频频不已，脉疾（120次/分），神昏者，死。

宫水暴增(附多胎)

孕妇，忽然间，腹大如鼓，行走困难，气息急促，不能平卧者，多为宫水暴增证。即西医所说的急性羊水过多症。此证以怀孕后，七月至十月间多见。月份高（如8～10个月内者）而渐起者，预后良好。若从孕后第六、七个月起，即腹部膨大，特别显著，继则唇颊青紫，呕吐便秘，脉象数疾者，危。

大抵腹大而有波荡感，脉沉弦者为有水；腹大纳佳而别无所苦，脉甚滑数者，为多胎（两胎、或三胎）候。

胞破（子宫破裂）

张介宾云："凡产妇胎未顺而胞先破者，其因有二：盖一有母质薄弱，胞衣不固，因儿转动随触而破者，此气血之应也；一有儿身未转以坐席太早，用力太过而胞衣先破者，此举动之伤也。"

子宫破裂是产妇中非常险恶的病变，发生后能引起病人大量出血，虚脱或厥脱，如不及时诊治，每多引起母子死亡。中医早就有这方面的经验和教训。正如张氏所云："产妇胎未顺而胞先破"，即一般都在分娩开始后发生。

子宫先兆破裂时，分娩大都成滞产。即所谓胞破于产难。产妇常出现喊叫与困苦状态，辗转床褥，呼吸急促，脉象数疾。虽有强烈的宫缩胎儿却不下。

胞破：为产妇突然感到一点猛痛拒按，本人有"内脏破裂"的感觉。顿时阵缩停止，胎动先剧烈，不久则消失，但察产妇脸色惨白，额出冷汗，口唇变紫，呼吸呈喟叹状，周身冰冷，脉象细数无力。即"唇舌面色俱青，则母子皆危之兆也"。如出血过急，病人即转入昏迷，严重者不及时抢救则死亡。

如失血不过急，则症状较轻，虚脱可以延迟发生。直至胎儿死亡的现象出现——"产妇腹胀，舌黑者，其子已死"。

总之，凡在分娩时，无明显原因发现，而有虚脱或休克者，即应想到胞破。

中篇

195

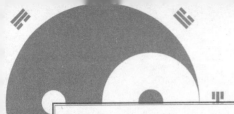

产后出血

胎儿落地，居家欢喜；检查胎盘，切莫忘记。完整者吉，不全者忌。产后流血，严重不已，或因气虚摄，或因胞衣不下，随证治之。胎儿娩出后一小时以上，胞衣仍不下或所下不完整者，多致产后出血不止。当即用压迫法，取出胎盘。

针刺：三阴交、合谷，再牵引，即可挽出。如仍取不出者，即当立即以纱布塞填阴道，转送医院。

出血少者，吉；出血不止者，危。产后一天内，除只有儿枕痛，别无痛胀，脉缓者，吉。如产后反觉腹胀、胸闷、甚则呕吐、烦躁不安者，虽阴道血少，也有隐性出血，凶；若见面色苍白，满面冷汗，手足厥冷，脉象微弱，终至消失，血压突然下降或消失，极危。

产后24小时以后，至40天，恶露当日渐减少。如所下鲜血，淋漓不断，或突然大量出血，热不休者死。

附：胎产诸法

附1：验产法：凡验产法，腰痛、腹不痛者，未产；必腹腰齐痛甚紧时，产妇中指中节脉动甚者，此真离经也，真欲产也。

附2：诊产妇唇舌辨母子生死法：天中发黑色，两颧上发赤色应之者，不出六十日必死。若年上发赤色应之者，不出三十日死。若命门上发赤色应之者，不出百日死。妇人产死同。（《千金方》）

妇人临产，或难产之际，欲知生死吉凶者，但视产妇面青、唇青、舌青，口吐涎沫大出不可止者，母子俱死也。唇见青色而舌赤者，母死子活。唇面俱赤如常，独舌青者，子死母活。（《巢氏》）

附3：产难生死歌：身重体热寒又痛，舌下之脉黑复青，反舌上冷子常死，腹中须遣母归冥，面赤舌青细循看，母活子死定难应。唇口俱青沫又出，子母俱死总高挤。面赤舌青沫出频，母死子活定知真。

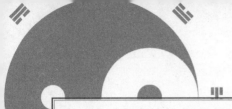

四、儿科疾病生死候证辨

（一）生死概述

1. 未满三岁者，三关别轻重

万全云："小儿未至三岁，须明虎口，男左女右，从第二指第一节名风关，若脉见，初交病；第二节为气关，脉见，则难治；第三节为命关，脉见，则死。又当辨其色，若三关青，曰足惊；三关赤，水惊；三关黑，人惊。紫色泄痢；黄色雷惊。三关脉通度，是急惊之证，必死，余病可治。……"

《金鉴》云：初生小儿诊虎口，男从左手女右看，次指三节风气命，脉纹形色隐隐安。形见色变知有病，紫属内热红伤寒，黄主脾病黑主恶，青主惊风白是疳。风关病轻气关重，命关若见病定难。

2. 已满三岁者，形色定死生

凡小儿三岁以上有病，深重危急者，指甲口鼻多作黑色，盖儿脉绝神困，证候恶极，虽有良药，断不可保。

3. 望鼻准歌

鼻准微黄赤白色，深黄燥黑死难生。人中短缩吐因痢，青黑惊风尽死形。

4. 小儿死证十九候

眼上赤脉，下贯瞳人。（赤脉属心，瞳人属肾。乃心火胜肾水，水干则不生木。致肾肝皆绝故也）

囟门肿起，忽然作坑。（热痰盛则肿，元气暴脱则突然凹

陷，故主死)

鼻子黑燥。（火克金也。鼻孔干燥，黑如烟煤，肺之化源已绝，故主死)

肚大筋青。（木克土也，脾败肝邪亢)

毛发逆上，头倾视深。（毛发者血之余，少阴精血所生。发上逆，是唯有升而无降也，升降息，故死。头倾。手撒直足，脾肾俱败也)

透关射甲，尸臭熏人。（邪独亢而脏器坏也)

瞳过大小，目视固定。（百邪感，肝气将绝)

指甲青黑，忽作鸦声。（指甲、满面青黑，肺肝已绝)

虚舌出口，齿欲咬人。（温邪迫心动肝，故昏谵抽搐，烦躁咬人，多死)

鱼口气急，啼不作声。（鱼口张而不合也，是谓脾绝。气急作喘，哭而无声，无涕泪，是谓肺绝。多是气阴两竭，冷汗昏厥或面反娇艳)

蛔虫既出，必是死形。（蛔虫生于胃中，借谷食以养，胃绝而谷食不入，虫故出也)

用药速救，十无一生。（总结上文十九条而言，小儿有是证者，十中莫治其一)

5. 病将愈之征兆

①小儿病退之时，常迷迷睡觉，是邪退正复之象，慎勿扰之。②小儿病退之时，面色黄而透红，或鼻围转明净者，吉象。③出麻疹时在鼻子上显出三、五小点，是麻毒出透之良象。

（二）新生儿诸病

胎　毒

万全云：凡小儿才生即死者，急看儿口中悬痈腭上，必有泡塞住，即以手指摘破其泡，速以软绢拭血令净，若血入咽即死。凡小儿初生气绝不能啼者，必因难产，或因冒寒所致。急以棉絮重裹其儿，抱于怀中，不可便断脐带。却把胞衣置铫（铫器，即温器也）中，向炭火上煮之，又作油烛点着，于脐带上往来燎之，须臾热气由脐中入腹，便能啼，方可洗浴断带。若不如此急救之，而先断脐带者，多死不治。

又云：凡小儿初生下，有身体破裂者必死；阴囊白者必死；阴不起者必死；无粪门者必死；股间无肉者必死；哭如鸭声者必死。周岁之间，颅骨开解，齿未生，手足挛缩，膝如鹤节，身体瘦弱，长大不能立者，此皆胎气不足者也，多夭。若筋实则多力；骨实则行早；血实则形瘦多发；内实则少病；精实则伶俐语笑，不怕寒暑；气实则少发而体肥。此皆受禀胎气之有余也，多寿。

万氏云：凡小儿生后，壮热翻眼，握拳咬牙，身腰强直，涎潮呕吐，搐掣惊啼，腮缩囟开，或颊赤面青眼合，更胎风眼合，不可误作慢脾风，妄用汤药。要视其眉间气色，若红赤鲜碧者可治，若黯黑青黑者不治；虎口指纹曲入里者可治，出外者不治。此因妊妇调养乖常，饮酒嗜肉，忿怒惊扑，母有所触，胎必感之；或外挟风邪，有伤于胎，故子乘母气，生下即病。以至圣保命丹，金银、灯心汤下。

至圣保命丹：全蝎（去毒）14个，防风二钱，白附子（煨）

一钱，南星（炮用牛胆制）、蝉退（去毒）、僵蚕（炒去毒）、天麻各二钱，辰砂（另砂）一钱，麝香五分，以上为末，揉糯米饭丸，如黄豆大，金箔为衣，每一丸，钩藤灯心汤磨下，有热加牛黄、脑子、硼砂。

万氏云：脐风者，由脐断之后，被水湿风冷之气所乘，流入心脾，令腹胀脐肿，四肢强直，日夜多啼，不能吮乳。甚则发为风搐。若脐边青肿，撮口不开者，是为内搐，不治。爪甲黑者，死。脐风发搐者难治。

万氏云：撮口者，由胎气挟热，兼风邪入脐，流入心脾二经，故令舌强唇青，口撮喘急，啼声不出，不乳。若口出白沫，四肢冷者，不治，最为急候，一腊之内尤甚。

噤风者，眼闭口噤，啼声渐小，吮乳不得，口吐白沫，大小便皆不通，亦有胎中受热，热毒流于心脾，故形于喉舌间也。

以上三证，其各虽异，受病则一。初生七日之内，得此证者多死，若不急救，坐以待毙，良可悯焉！

万氏云：凡小儿牙关紧闭，已成撮口惊搐者，先以撮风散以开其关，次用控痰散以吐其痰，然后用益脾散和胃，保命丹祛惊，即愈。若手足挛拳，口噤不开者，不治。

小儿初生至百日内嗽者，谓之百晬内嗽。痰多者，宜玉液丸。肺虚者，阿胶散主之。此名胎嗽，最为难治。如喘嗽气逆，连声不止，以致发搐者，必死。

小儿喷嚏多啼，身热不乳，急看儿上腭，有小泡子如粟米大，或以指甲，或以挖耳，轻轻刮去，以棉绢缠指，蘸温水拭净其血，勿令下咽，即便安妥，不必服药，诚良方也。

凡小儿生下，遍身面目皆黄，状如金色，身上壮热，大便不通，小便如栀子汁，乳食不思，皆胎黄也。虽黄甚不死。因乳母受热，而传于胎，用地黄汤主之：生地、赤芍、天花粉、赤茯苓、川芎、当归、猪苓、泽泻、木通、甘草、茵陈各等分，水煎

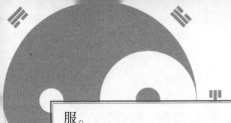

服。

胎　赤

　　新生儿遍体发红，赤如涂丹，谓之胎赤。治同赤游风。异在赤游丹发无定处，局部发赤而已。均属丹毒。取哺退鸡子内臭水，指上一二次痊愈。先发腹，后及四肢者，易愈，主生。先发于四肢，后及胸腹者，难愈；若又见喘急、神昏、抽搐、胸满者，多凶险。

　　临床验证：①一小儿，丹发于睑，眼中红肿，手不可近，三日死。②一小儿生下一月后，遍身虫疥浸湿烂，其皮如脱，日夜啼。忽一日，其疮尽隐，发搐而死。③一儿颈细，其父尝问于予，可养何如？予曰：颈者头之茎也，颈细则不能任元，在父母调养之，八岁后再议，至五岁死。④一儿解颅，未一岁认字念书，父母甚爱之。予曰，此儿胎禀不足，肾虚颅解，真阳弱矣。聪慧早发，真阳泄矣，恐遗父母忧。未一岁而发搐死。⑤一小儿周岁后多笑。予曰，此儿难养。父问其故。予曰，肾为水，心为火，水阴火阳，阴常不足，阳常有余，笑者，火之声也，水不胜火，故知难养。父曰：诸儿笑者，皆不可养乎？予曰，待人引之而笑者，此有情也，见人自笑者，此无情也，后以痘疮而死。⑥一儿头缝四破，皮光而急，两眼甚小。予曰：脑者，髓之海也。肾主骨髓，中有伏火，故髓热而头破，额颅大而眼楞小也。宜服地黄丸。父母不信，至十四岁而死。⑦一儿发搐，五日不醒，药石难入。予针其三里、合谷、人中而醒。父母喜曰，吾儿未出痘疹，原结拜为父，乞调养之。予曰：曩用针时，针下无气，此禀赋不足也，如调理数年，后可出痘疹，可保无事，若在近年不敢许，次年果以痘疹死。⑧一儿四岁，出痘时颈软头倾，不能自举。予谓其父曰，此儿胎禀不足，疮毒正发，壮火食气，亟补元气，使痘易发易压，幸而保全，再补其阴，不然恐难出二八数也，乃大作调元汤，连服之获安。

脐　风

治已病，不知保护于未病之先，不知调护于初病之日，其胞子落入腹中，变为三证，一曰撮口，二曰噤风，三曰锁肚，证虽不同，皆脐风也。撮口证儿多啼，口频撮者，此脐腹痛也。可用雄黄解毒丸，加乳香、没药各五分，丸如黍米大，每服五丸，竹沥生姜自然汁送下，利去恶涎良。外用蕲艾炒熟杵烂，护其脐，频换，使暖温之气不绝也。不乳者，不治。

噤风证，牙关紧急，不能吮乳，啼声不出发搐者，不治。锁肚证，脐突青肿，肚腹胀大，青筋浮露，大便涩不通者，不治。或问脐风三证，古人有方，何谓不治？予曰，一腊之内，谓初生八日，草木方萌，稍有触犯，即便折伤，《经》曰：根于中者，命曰神机，神去则机息。故噤风者，乳食不得入，则机废于上矣；锁肚者，使溺不得通，则机废于下矣。所谓出入废则神机化灭者，是也。神出机息，虽有神丹，不可为也，岂蜈蚣蚕蝎诸毒药之可治耶。

临床验证：一小儿生八日，喷嚏多啼，请予视，予曰：此脐风也。视其上腭果有泡，色变黄矣，乃取银挖耳刮去之。其父惨然，爱惜之心见于形色，故去之未尽也。有老妪闻之，急使婢女告其父，急当去之，其言迫切。父益惧，自取银挖耳刮之不惜也，遣人告予。予回书曰，旬日后当发惊风，后果病，迎予治之，许厚报，予三十六岁得此一子也。予曰，无伤，投以至圣保命丹而愈。

中篇

（三）小儿诸病

急 惊 风

小儿疾之最急者，无越惊风，吉凶反掌，变生瞬息。凡高烧而见面青透红，或面红泛青，情态异常者，惊风之先兆，小心调治。

万氏云：发急惊风时，若见手撒、目闭、口张、囟陷、鱼口、气促急、吐沫、喷药、昏睡不语不啼、口噤绝、不饮食、遗尿失尿、面赤如妆，此皆不治之症。发于久病之后者，尤不治。

凡急惊发时，口鼻气温，牙关紧闭不醒者，急用艾柱灸两手大指头少商穴（在甲旁），合而灸之，即醒，而后施治法。

若因高热而抽风者，紫雪丹、局方至宝丹、安宫牛黄丸、太极丸均可选用。名医周慕新一般先用痧药如通关散等取嚏，再刺十宣、人中出血，口服救急散以定风，然后再辨证施治。

万氏云：祖训治急惊风，只用泻青丸导赤散。

临证验案：①一小儿得真搐，予曰不治。彼家请一推拿法者掐之，其儿护痛，目瞪口动，一家尽喜。再观儿斜视，彼曰看娘，儿口开张，彼曰寻娘乳食。予叹曰，误矣！睹子转睛，谓之看娘，急口开张，谓之寻乳，皆死证也，其夜儿果死。②旧县张月山长子，病急惊风，十七日不醒，待请予到，舌色黑矣。予尝见父念《玉函经》，伤寒舌黑洗不红，药洗分明见吉凶。全问曰，用何药洗之，父曰，薄荷汤。乃依法急取薄荷汤洗之，舌变红色。予曰，可治也，用泻青丸二钱，煎汤服之，一饮而尽，口燥渴已止矣，其夜搐止热退而安，此子不遇予几死。

慢 惊 风

凡起证迅速，形证急暴而现身热抽搐的，谓急惊风。凡病久中虚，形证不急，而出现身冷、抽搐、力小的，谓慢惊风。慢惊风中的纯阴无阳（名慢脾风），最危。

全是虚寒败象，绝对不良，多死。证见面唇青暗，昏睡露睛，似睡非睡，似醒非醒，额汗肢厥，吐泻清水，牙关紧急，微微抽搐，脉象沉微。

若泻甚者，附子理中汤救之。别直人参15克，附子15～30克，干姜（元气脱者宜用炮）6克，白术9克，炙甘草3克。浓煎内服，一日二次。

若吐甚者，用逐寒荡惊汤救之。胡椒（打）、炮姜、肉桂各一钱，丁香十粒打，灶心土三两。煮水煎服。

泄 泻

凡久泻不止，精神尚好，面赤唇红者，不治。凡久泻不止，口渴不休者，不治。凡久泻不止，脉沉细，遍身发冷，不思乳食，泄泻不止者，不治。凡久泻不止，又成惊搐者，不治。凡久泻不止，变成赤白痢疾者，不治。凡久泻不止，大孔如竹筒不收闭者，不治。凡泄泻不问轻重，只要饮食如常，不生他症者，不难于治而易愈。

吐 泻

祖传治吐泻：不问寒热虚实，只用胃苓丸，煨姜汤送下，即安。

万氏云：凡吐泻不止，作渴不休，不治。加惊搐者，不治。口舌生疮，手足冷，身热，阴降阳升，脾气中绝者，不治。

中篇

临床验证：一儿病泄，大渴不止，医以五苓散、玉露散皆不效。病益困，腮唇红，予见之曰，不可治也。泄泻大渴者，水去谷少，津液不足故也。法当用白术散，补其津液可也，乃服五苓散、玉露散渗利之剂，重亡津液，脾胃转虚。诀云：大渴不止，止而渴者死。泄泻不止，精神好者死。父母不信，三月后，发搐而死。

庠生胡逸泉，东效翁之伯子也，周岁时得水泄，先请医甘大用，治之不效。复请予至，视之则肌肉消削，面色㿠白，时盛夏，凝汗不润，皮肤干燥，发竖，所下频并，略带后重，此气血俱虚也。按法治之，补中气，利小便；升举其阳，固涩其滑，次第调之，略无寸效。或曰，何如？予曰：术将穷矣！唯有一法来用耳，乃作疳泻治之，用人参、白术、白茯苓、甘草、陈皮、山药、当归、莲肉、砂仁、诃子肉、豆蔻、黄连、木香、干蟾为末，神曲糊丸，煎四君子汤下。服未二日，肤润有汗，再一日头上见红疮，小便渐多，五日而泻止。后更以参苓白术散作丸服之，调理而安。

湖广石布政孙小姐，五月病泄，至七月犹未止，请医治之皆不效。差人召余。余至见其大渴，乃知津液不足也。不止其渴，泻亦不止，热亦不除也。公问余曰：数日可安？曰：三日止渴，五日止泻，十日热退，计十八日可安。

公曰：病久矣，一月而安幸也。乃进白术散作大剂以代汤，须臾饮尽。予见其渴甚，再加制过天花粉二剂，其夜渴止，次日进一剂，渴泻俱止。三日热亦渐退。四日公又问余曰：小姐病未安奈何？余告曰：初来时曾许三日止渴，五日止泻，十日退热，今日来五日渴泻俱止，热亦渐退，耕当问农，织当问女，小姐贵体，余以身任之。唯足下宽量数日可也。公初谢。再用白术散减干葛加陈皮，调治半月而效。公大喜，给劄付冠带儒医匾，白金一十两，此万历元年九月四日也。本县大尹唐百峰行之。

痢　疾

万氏祖传治痢：不问赤白，皆从积治，只用保和丸、香连丸，同服，万无一失。

凡痢日久，大热、大渴不退者，不治。凡痢日久，六脉洪数，面赤身热者，不治。凡痢日久，作渴不止者，不治。凡痢日久，呕吐不食，服药不效者，不治。凡痢日久不止，下紫血成块者，不治。凡痢日久，下黑水，如屋漏尘水者，不治。凡痢日久，大肉瘦削折者，不治。凡痢日久，脱肛出寸余者，不治。凡痢日久，转作惊搐者，不治。凡痢变作泄泻，饮食如常者，易治。凡下痢鲜血者，黑如屋漏水者，气促也，大孔如竹筒者，呕哕不食者，足肤肿者，身热脉大者，渴欲饮水者，只大渴者，面娇面青者，皆死证也。

咳　喘

如小儿突然发热面赤胸高，气急痰涌如潮，两胁扇动，陷下作坑；鼻翼煽张，非常严重；闷乱，烦躁，声嘎腹胀，唇甲青紫，大小便闭，此马脾风也，系痰热壅肺，极危，若不急救，或不识证，死在旦夕。急宜用牛黄夺命散下之，后用白虎汤平之。

牛黄夺命散：白丑、黑丑（各半生半熟取头）五分，大黄、枳壳各一钱。共为末，冷浆水调下。涎多者，加蜜少许。

小儿稚阳未充，不畏阴衰，最忌阳败。喘咳中若发热喘促，涕泪闭塞，而兼见肢厥汗冷，舌淡脉虚数无力者，最易发生喘脱（休克），最危二候，宜苏子降气汤合救逆汤救之。也可在厥逆肢冷时，选用黑锡丹。

凡咳嗽日久，喉舌生疮，其声嘎者，不治。凡咳嗽日久，面青而光，其气喘促，哽气时多出声，唇白如练，此肝气旺而肺气绝者，不治。凡咳嗽日久，胸高而喘，肩与胸胁俱动，加惊搐者，不治。凡咳嗽日久，潮热喘急，一咳之时，面青黑，目上窜，血水从口鼻长出者，此木火旺盛而肺已绝，不治。凡咳嗽日久，面白，唇青，目闭闷乱，头摇手摆者，此肺气将绝，不治。此外，大病与诸危笃病，但气喘急，痰涎有音，皆恶候也，不治。惟肿胀之病，常有喘者，主生，宜苏子降气汤主之。

临床验证：一女子四岁，嗽久不止，胸高起伏如龟壳，嗽则其骨扇动，母之父知医，治之不效，问予何如？予曰，此肺热而胀，成龟胸也，尝闻诸父教云，龟胸龟背，书皆有之，无治法也，后嗽不止，发搐而死。

心 腹 痛

凡小儿心腹痛急甚者，面青，手足冷，指甲青，目上窜，闷乱烦躁，狂言邪语，喷药喘急者，皆不治。

万氏祖传治腹痛，甚者，解毒丸下之；轻者，脾积丸下之。

浮 肿

凡浮肿气促，面黑，脉微细，不饮食者，不治。

胀 满

亦有遍身疮疥，因淋洗涂搽，逼毒归内而腹胀者，轻则败毒散治之，重则解毒丸下之。疮出胀消而愈，如面青黑，气上急，手足冷，目直视，或目闭呕乳者，皆不可治。

败毒散：荆芥、防风、连翘、枳壳、升麻、薄荷叶、羌活、独活、桔梗、干葛、木通、银花、黄芪、川芎、甘草、山栀子；上肿加葱三茎，下肿加灯心一握，姜三片引，水煎服。

凡肿胀，大小便不通，呕吐者，不治，脐突背平者，不治。

凡腹胀喘急，气长出，目闭，不食者，不治。凡腹胀喘促，惊搐，闷乱者，不治。

万氏祖传治胀满：以解毒丸下之，胃苓丸调之。

临床验证：一女嗜卧，发热项软，头倾倒不能举，诸医作风治，而迟疑不决，予至见之，谓诸医曰：此阳虚病也。盖头者诸阳之首，胃者诸阳之会，此女必乳食伤胃，胃气不足，故清阳不升，而项软不能任元也，可服调元汤，一剂而安。人皆叹服。

一儿病肿，有庸医假专门之名，不守家传之法，尝称得异人之术，用牵牛葶苈，为治肿之神药，作散服之，元气下陷，肚大坐不得卧，阴囊肿大，茎长而卷，予见之叹曰，脾土已败，肝木独旺，乃贼邪也，不可治矣，果死。

一儿病肿，腹大，彼有庸医妄谈，五日消一分，乃取绳子围其腹量之，投以牵牛葶苈服之，利下数行，肿减十分之三，父母甚喜，约至五日再消三分，未三日又大肿，较大于前，庸医闻之走去，病势益甚而死。

一儿因伤食腹痛胀，医用药下之愈。又伤食腹胀，医再下之。予闻之曰，非其治也。误杀此儿，果半年而死。或问：何料之神也！曰：有食饱伤胃而胀，法宜消导之，不可攻下也，岂可下乎！此儿初胀，食饱伤脾也，再三下之，不大误乎，屡下屡胀，故全腹大无纹，脐突背平而死，虽医之误，不听吾言，父母之过也。

黄　疸

万氏祖传治黄疸，以胃苓丸一料，加茵陈末五钱，同为丸，用竹叶、灯心、车前子，煎汤吞服。

凡发黄，大渴不止，面黑，鼻气冷，寸口无脉者，不可治。

中篇

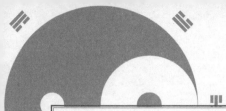

出痘便血

若小儿出痘疹之时，大小便出血者，此热毒内攻，脏腑俱坏，乃危症也，难救。

头 项 倾

久病之后，其颈软者，此天柱骨倒也，乃危症也，当大补气血，八物汤主之，以姜蚕末调服。

目 病

小儿吐泻后，目有白膜，闭不能开，及无精光者，难治。

鼻 病

如痛已极，鼻干而黑，窍张，长出冷气者，此肺绝也，必死之证。

舌 病

舌上生于黑苔者，其热已剧，急以薄荷水洗之，洗后如红者可治，以凉膈散下之，洗后不红者，必死。大病未已，弄舌者凶。

麻 疹

疹色黑暗干枯，一出即没者不治；鼻煽口张，目无神者不治。皆属痧毒内陷所致。鼻青疹色如煤之黑者，百无一生。

出疹中，如麻疹出过而身热反高，喘急鼻煽者，重；再兼见气急心前吸者，多危，难治。突然热暴退，面白，冷汗者，多死。

出疹中，出现犬叫样咳嗽，吸气困难，严重者，多暴死。须及时作气管切开。

疹后牙疳臭烂者，不治。少见。白面痧亦属危候。指纹青黑推之不移者，最为危候。

总之，诸疹身热和缓，达于外者多生；闷乱烦扰，彰于内者必重。

痄　腮

痄腮一般预后良好，过一候多能消散。若兼见高烧、抽风者，也极危。故对年幼儿患者，不可轻心。

另有继发于某些胃肠道手术后的痄腮，局部红肿热痛，口内有脓性唾液流出，每发突然高烧，恶寒，昏谵等证，极危。不必等待脓成，急应早日切开排脓。

下　篇

一、前贤论生死辑要

（一）察身形五官七窍辨生死

1. 头部

头低无神者死，头低视深者死，头摇不能止者死，头上窜者死，头重视身者死，项筋展长者死，耸肩动形者死。

2. 面部

天庭光润者伤风，天庭晦暗者伤寒。面青黑者为寒。面紫黑者为热。发汗后面赤甚者，邪未出，当再表散。阴盛格阳面赤者为戴阳，当温之。五色精华尽发于外，而内无所蓄者凶。面赤目上视者死。面黑头汗出不流者死。面淡黄者，脾胃伤，肢痿腹胀。面黄如薰者，湿盛黄疸。面黄如桔者，多热。面黄挟青紫者，脉芤瘀血在胃，或胁有块。面多白点者虫积，面黄不润多蟹爪纹者蛊积。面黄不一者食积。面赤目黑者死，面黑目黄者死。面黄白眼胞肿者，谷疸胸痞。面黄目青者，伤酒。面目有黄色者，有胃气，吉。面赤吐沫者死。面青伏枕者死，颧赤者心病。左颧赤者，肝热病。右颧先赤者，肺热病。两颧赤色，如指大者，病小愈必死。颧黄黑者肾病。伤寒汗不出，颧赤气喘者死。面青舌卷囊缩者死。面青小腹痛者阴寒。面青唇黑者死。面青目黄，面青目赤，面青目白，面青目黑者皆死。病人与无病人远望似青，近看似黑者死。

面青者风寒。面黄者小便难，胸中寒。面黄而光润者，湿热及痰饮蓄血。面黄而枯暗者，寒湿食积。面黄而黑者脾胃衰。面

下篇

目身皆黄小便涩者，湿热。面目身皆黄，小腹胀痛，小便利者蓄血。面黄而赤者风热。

面黄目青，面黄目赤，面黄目白，面黄目黑者，皆不死。面赤者风热。面赤目青，面赤目白者，皆死。面赤脉虚数者，假热。面赤脉沉细者，假热。面赤脉弦数者，少阳病。面通赤者，阳明病。面颊午后赤者虚火。颧现赤色者死。颧及耳目起赤色者五日死。面白者气虚。面白无神者，病后及脱血多汗，面白如搽残汗粉者死。面白形瘦身热下血衃者死。面白目黑者死。面白而黑者寒痛。颧现青色者死。面白颧赤者死。面黑目青，面黑目白者皆死。面黑者，伤寒及劳。久病面焦黑者肾热。面黑唇青者死。面黑皮枯牙根露者死。面黑目直视，恶风者死。面黑两胁难转动者死。面黑而肿者死。天庭黑者死。颧与发际鼻梁黑者五日死。耳目口鼻起黑色者死。面黑而肿，唇焦者死。病人及无病人面黑，又起白色在耳目口鼻者，三日死。病中面肉瘦削见腮者死。面无精彩，不受饮食者四日死。面光不暗者伤风。面暗不光者伤寒。

面如锦纹斑者热毒。面垢如油，喘促多汗者，中暑。面垢生尘，洒然畏凉，毛耸者，中暑。面浮肿者死。失睡之人，神若饥；丧亡之人，神色呆。面赤者，心热络脉溢。面青者肝热爪枯。面黄者，脾热肉蠕动。面白者，肺热毛败。面黑者，肾热齿枯。面色深暗者，内病与重病久病。面色浅亮者，外病与新病轻病。

3. 目部

目昏，及目赤、目黄者，皆邪热入里。开目见人者，阳病。闭目不欲见人者阴症。横目斜视者死。瞪目直视者死。目忽不明者脱阴及脱血。目青目赤目白目黑者皆凶。目上视者，为戴眼。目黑颊赤者，痰热。目睛黄者，酒疸。目黑行走哼声者，骨节痛甚。目黑面黄，肢痿难屈伸者，风痰。眼下青者，挟阴伤寒。目黄心烦，脉和者，病欲愈。目黄小腹胀痛，小便利，大便黑者蓄血。目黄头汗出者，欲发黄疸。两目皆黄者，病欲愈。

目暗黄者，湿热。目赤唇焦者，热病。两目皆红者，欲发疮疹。目白睛黄者，欲发疸热。目白睛黄，脉沉细者阴证。目眶黑者为痰，目下灰黑者痰饮，目睛稍定，即转动者为痰。目暗者欲衄血。目暗鼻燥者，热邪。目蒙蒙者热邪。目光乱者为痰。目睛不转，白珠黄者欲衄血。目直视喘气下痢者死。目梢生黑气牵入太阳者死。目睛定不转者死。目无精彩，牙齿黑者死。目胞肿者为水。目睛恍惚者死。目眶陷下者死。目瞳子高者死。目直视肩垂者死。目直视耳聋，及百节皆直者死。闭目恶人，脉短涩者死。目昏不识人，目反上视，目瞪睛小，目睛圆正，目反折者皆死。目转运者死。

4. 鼻部

鼻微黑者，痰饮。鼻色黄者，湿热。鼻欲嚏不能者为寒。鼻孔干黑，如烟煤者，阳毒热极凶。鼻孔黑润出冷气者，阴毒冷极。产妇鼻内黑及衄血者危。鼻塞口中黑者死。鼻出气多入气少者死。鼻色赤者风热。鼻尖青黄色者为淋。鼻色鲜红者留饮。鼻紫暗者肺病。病人鼻尖山根明亮，目眦黄者，病欲愈。无病人现黑色，忽起于目耳口鼻边者凶。明堂目下青者房劳，或精神不愉快几夜未睡。鼻色青者腹痛肢冷死。鼻色黄者小便难，及痰饮湿热，胸中寒。鼻色黄黑而亮者，小腹两胁痛及蓄血。鼻色白者失血气虚。鼻色黑者，房劳及痰饮水气。鼻痛者风火，鼻流清涕者肺寒。鼻塞流浊涕者风热。鼻鼾难言者风温。鼻鸣干呕者伤风。鼻孔满胀者风热。鼻孔干燥脉浮数者欲衄血。鼻孔色黑滑冷者阴证。鼻上出汗如雨者，心胃病。鼻孔煽张者死。人中平满者死。

5. 唇部

唇黑痰多者死。唇卷喉痛者死。唇干焦者，邪在肌肉。唇反舌卷者死。唇燥舌干者脾热，唇焦黑者死。

唇青黑者寒证。唇黄者血虚。唇反肉肿者死。唇口生疮声哑者积。唇青舌卷囊缩者死。唇吻青者死。唇黄者，脾热血虚。唇赤而肿者热症。唇焦赤者脾热。唇焦红者吉。唇紫者蛊积。唇白者失血及呕吐。唇淡白者气虚。唇口俱黑者死。唇齿焦黑者燥尿，唇青人中平满者死。怒气上冲唇青者当平肝和胃。吐后唇白者当养胃调气。唇燥裂者脾热。唇口舌苔有断纹者死。唇缩气喘者死。唇肿齿焦者死。唇反舌缩者死。唇吊齿燥下痢者死。人中反不语者死。

6. 口部

口中红吐血，人有痰涎而息轻者死。口如鱼嘴尖起者死。口中气出不返者死。口噤难言者痉证，及痰厥中寒。环口黧黑者死。口酸者肝热。口甜者，脾热及痰。口辣者肺热。口有血腥味者胃热。口苦者，心热及胆热。口干者胃热。口臭及口淡者胃热。口不知食味者津液伤。口中不仁者，外感。口难出言者，血少。口张气直出者死。口张脚肿脉绝者五日死。口目动摇不止者死。口燥齿干形脱者死。口渴眼张谵语身热，肢冷脉沉细者死。

7. 齿部

初病齿缝流血痛者胃火。齿燥脉虚者胃痛。齿燥无津者热病。齿焦黑无垢者死。齿垢灰色者死。齿如枯骨者死。齿生垢发枯者死。齿长发枯者死。

8. 喉部

喉不肿干痛难忍气促者死。喉痛头汗出者死。喉干痛无痰者死。喉声如雷及呛食者死。孕妇喉痛脉浮者死。

9. 耳部

耳痛、耳肿，与耳痛耳聋者皆胆病。耳痛、耳鸣者，三焦病。耳痛耳轮黄者类伤寒。耳聋舌卷唇青者肝病险。耳聋发狂者阳虚病。两耳枯焦者死。耳上起青筋者肝风。耳轮枯薄而青，耳轮枯薄而黑，耳轮枯薄而白者皆肾败。

10. 舌苔部

舌润如常，未生苔者，邪在表。苔见白滑者，邪入里。白苔滑者邪在胆经。白苔燥者，邪热。舌苔淡白者里寒。白厚苔，为煮熟色者寒积脾绝。白苔中黄者邪入胃。干白苔中心黑者死。白苔起雪花片者，脾冷闭危。白苔尖生灰色刺者，十中救五。舌尖白苔，根黄及根黑，或半边干半边湿者，胆病。半边白苔，半边黄黑苔者危。白苔中有黑点者十中救二。白苔中两条黑者死。舌尖白苔，根黑苔者危。舌尖白苔，根黄苔者危。舌尖与根白苔中心黑者死。白苔外烦躁欲坐卧泥水中，脉虚大者，是阴寒逼其无根之火上扰，当温之。舌白色者失血。黄苔而干者热已盛。白苔腻者脾热。黄苔生芒刺黑点者十中救二。黄苔起裂瓣者，胃液干。舌中黄苔，两边白苔者，邪入内。舌两边黄苔，中心白苔者，邪入大肠。舌根黄苔，尖白苔，舌短缩者，胃热湿痰及宿食。黄苔带黑苔者肝热。黄苔带红色者，小肠热。厚湿黄苔，中心青紫色者阴证。黄苔带灰色者，胃热。黄苔带黑色者危。外感挟内伤五六日，黄苔中心干，两边润者里热。满舌黄黑苔，燥者里热已甚，当急润之。舌色黄者血虚。

舌红者暑证。舌红极者温毒。舌红中带白色者寒邪。舌红如虫咬者，火旺。舌红生大点者胃热挟湿。舌红有白点者心包邪。舌红尖黑者肾虚。舌红有黑点者胃热。舌红起干裂纹者肝热。舌红胀烂者湿热入脾。舌红生白泡者火旺。舌生紫疮者火郁。舌生红点者火炎。舌红嫩如新生，望之似润，摸之干燥者，乃妄行汗下津液竭，死。

舌绛者热入血分。舌绛兼白黄苔者，气分邪未尽。舌绛中干者心胃火旺。舌绛望之似干，摸之湿者，津亏湿热盛欲蒙心包。舌绛粘腻者秽浊。舌绛光亮者胃津亡。舌绛干燥者，火邪伤营。舌绛生黄白碎点者，欲发牙疳。舌绛干缩者，肾阴竭，十中救二。舌尖干绛者，心火旺。舌底绛面有白苔者，湿热遏伏。初

下篇

病舌便干，神清者，宜扶正透邪。如神便昏者不治。舌边绛，中白如积粉而滑者，邪在表。舌绛难伸者，痰阻舌根。舌赤者里热。舌紫暗摸之湿者，瘀血挟热。舌紫肿大者酒毒。舌紫暗而干者肝胃绝。舌紫黑者阴寒。舌紫有红点，舌紫带干黄，舌紫短缩者皆热毒。舌淡紫带青而滑者，阴寒。舌紫带灰黑苔而滑者，邪伤血分。舌干紫如煮熟猪肝者死。

舌苔黑润不发热不渴者，阴寒当温之。黑苔而燥者，热病。黑苔而滑发热者，暑证。黑苔生干芒刺刮去底色红者生，底色黑者死。刮去又生者死。青苔者寒极，舌卷干黑者热病。冬月黑者死。黑苔舌烂者心肾绝。舌根黑舌尖白者，胃火犯肾。舌根黑，舌尖红者，肾邪。白苔有黑点者胃热。舌黑而缩者肝绝。舌黑生紫泡者肝绝。舌心一条黑燥，两边或白或黄者，两感证。舌心一条黑润，两边白者，表里皆虚。舌黑带红者，肾虚挟邪。舌半黑半黄，或半黄半白，或中干边润，或尖干根润者，传并之邪。舌红露黑纹数条者，阴证。舌外红内黑者，热极。外白内黑外黄内黑者皆热极。舌灰黑者阴邪。灰黑苔而干者热传里。舌灰色薄润者阴寒。舌灰黄干裂者热病。舌灰色中有黑晕者，邪入肾。舌中灰黑四边微红者邪入大肠。热毒内传一次者，见灰黑晕一重，（热毒内传二、三次者，见灰黑晕二三重者）不治。初病舌便灰色无苔者，寒食痰水。感冒妄行汗下，二便通，舌灰黑而滑，或干者，虚火上炎。白苔中心渐黑者热传里。红苔渐黑者热病险。舌冲酱色者夹食伤寒。

舌强难动者危。舌生干糙裂刺者危。舌收敛如干荔枝肉者危。舌亮如镜面无苔者胃绝。舌现人字纹者死。舌蓝色者肝绝。舌吐出数寸者危。舌吐出难收者热极。舌缩入喉难言者寒极。舌短者宿食，危。

舌肿大者热极急砭之。舌硬者为痰危。舌枯缩者心绝。舌瘦而长者心绝。嚙舌者死。恬舌者危。舌卷神昏者危。汗出不流舌卷者死。伤寒舌吐出者死。

11. 身部

病人身轻能转侧者为轻。身重难侧者为重。身重难移恶寒肢腹痛，自利，闭目怕亮，不欲见人者阴证。身痛如被杖，身重如山难动者阴证。身轻易动发热体痛，骨节痛者表证。身重骨节肿痛难伸动，自汗者，风湿。身重痛，骨节不活者湿痹。手足抽搐，身反向后者痉病。身目皆黄者黄疸。身如虫行者表虚。肉动筋急汗多者气虚。臂多青筋者失血。手背热，与背上热者外感。手心热与小腹热者内伤。

浑身恶寒者伤寒。背稍恶寒者气虚。足冷而晕者气虚。发热而晕者热厥。背曲肩垂者腑败。腰难转动者肾败。

形肥白者夭。形黑瘦有神者寿。形肥者邪气实；形瘦者邪气虚。肥人气虚生痰，难以周流，痰凝生火，故多中风暴厥；瘦人阴虚血少，相火易亢，故多劳咳。病人形瘦喘促狂乱者死。形肥大皮肤宽缓者寿；形肥大皮肤紧急者夭。血实气虚者肥；气实血虚者则瘦。肥人耐寒不耐热；瘦人耐热不耐寒。胃经气血旺者，发美而长；胃经气血弱者，发少。胃经气血不足者无发，坐欲伏者气少，坐欲下一足者腰痛。

行迟者痹证。息引胸中气上逆者咳息。张口短气者，肺痿吐沫。叉手摸心闭目者心虚。手心冷者腹中寒。手心热者虚火旺。形肥者气虚。形瘦者气促。形肥者脉细。形瘦者脉疾。形润者脉涩。形涩者脉滑。形大者脉小，形长者脉短。形矮者脉长。

四肢不收者死。身肉不仁者死。寒热往来形瘦脉涩者死。喘促发热者死。鼻衄发热者死。湿痹身难动，肘膝后高肉破，发热者死。气虚发热脉涩者死。身重尿不止者死。身反向后抽搐者死。皮肤着骨者死。骨肉相离者死。大肉陷下者死，咳嗽尿血，形瘦脉小硬者死。妇人乳缩者死。心痛气弱着床者死。卧床遗尿

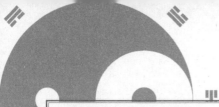

不觉者死。形肥、脉细、气少者死。形瘦脉大气多者死。心促肢冷者死。毛孔生灰者死。背脊骨肿痛者死。形瘦食多为火，瘦人肉干着骨者死。大骨枯槁者死。

12. 胸部

胸前未胀痛者，邪在表。胸胀满者，邪在半表半里。既下后，下部痛甚者防结胸。胸胀气急，大小便不通者死。心畏惧，胸前红甚者死。

13. 腹部

小腹未硬痛者邪在表。小腹硬痛者邪入里。小腹绕脐硬痛，小便短缩者燥屎。小腹痛，脉沉迟者阴寒，当温之。腹胀大小便闭者死。腹胀闭，不得气息者死。腹胀时减，而痛绵绵者里证未实。大便通为虚。内外无寒者，为阳实热利。大便闭为实，内外无热者，为阴结便闭。小腹硬痛，小便自利，大便黑者蓄血。小腹胀痛，大便如常，小便不利者溺涩。小便红为热，浅红淡黄者阴虚。小便白为寒，浑白如米泔者为湿热。腹胀气少者死。腹胀而泻，脉大者死。腹胀而鸣，肢冷而泻，发热形瘦脉大者死。腹胀干呕烦热，大小便闭，脉沉细者死。吐血腹胀脉疾者死。气喘大小便闭者死。浮肿喘气脉细者死。泻利气喘者死。泻利发热脉大者死。溺多心烦者死。脐肿反出者死。阴囊龟头皆肿者死。内热喉干，溺多心烦者死。泄泻不止者死。

14. 手足部

手大指在外，男顺女逆；手大指内握，女顺男逆。手热足冷，头痛发热者，挟阴证。手热足冷，汗多妄言者，暑湿病。手冷足热者，阴虚阳弱。数手指者死。两手撮空者死。指甲白者死。手足指甲内黑者死。指爪枯毛折者死。足趺肿两膝肿如斗者死。足趺肿，头重作吐者死。手足抽搐，目上视，身反向后者虚风。额上及手足冷者阴证。不能久立，行则掉动者骨败。膝难伸动，行则曲附者筋败。循衣摸床者死。抽衣撮空者死。惊骇筋束者死。循衣缝谵语者死。

（上出《医门补要》）

（二）辨生死杂述

1. 死证诊要

须发焦枯善怒者死。眉与发竖起者死。发直如桩者死。汗出发润气喘者死。汗出如油者死。汗出如珠不流者死。冷汗发黄者死。大肉尽脱者死。大躁欲入水者死。吐血不止者死。气少不语者死。善忘善悲者死。善惊妄言者死。或静或乱者死。起坐不定者死。神明失守声哑者死。神昏妄语者死，热病可治。中风发直吐沫喷药者死。鼻衄不止，脉大者死。气喘脉疾者死。寒热往来妄言者死。热病脉静者死。如死尸臭者死。背人面，饮食者死。阴脱者目盲。阳脱者见鬼。

2. 五色吉凶

面赤色与黄色者风热。赤如衃血与赭色者死。黄如土色与枳实者死。青黑色与白色者阴寒与痛。青如草兹与蓝色者死。黑如枯黑如烟煤与地苍者死。白如枯骨与盐色者死。黑色甚者，麻痹拘挛。淡黑色者寒水。淡白色者失血。淡黄色者虚病。颊赤色者虚劳。新病受邪未久，脉变色不变。新病正能受邪，色脉俱不变。久病正不胜邪，色脉俱变。色深者内病，色暗者久病与重病。色浅者外病。色亮者新病与轻病。色如云散者病将愈。或色红，或色白，脉浮气怯者，心中羞愧。

3. 五行测死期

心病面黑，壬癸日死。肝病面白，庚辛日死。脾病唇青，甲乙日死。肺病颧赤面肿，丙丁日死。肾病唇黄面肿，戊己日死。

4. 五脏见证

心病色红舌赤，舌深赤，干卷者实邪。浅红润短者，正气虚。实则口干心烦，喜笑胸痛，健忘惊悸，脐有动气，发狂昏冒。虚则好悲，手心热。

肝病面青。实则抽搐转筋，胁痛耳聋，疝瘕便闭，淋浊善怒。虚则目䀮䀮无所见，如有人将捕之惊。

脾病面黄。实则身重，腹胀便闭，善噫。虚则善思，肠鸣泄利，嗜卧怠倦，骨节痛食少。

肺病面白。实则胸痹胁痛，善嚏悲愁。虚则喘咳恶寒，气少不能接。

肾病面黑，耳黑。实则善恐，善欠气逆，胫冷喘不得卧，二便不利，小腹胀痛泄泻，脐下气动水蓄，背与骨节痛。虚则心空如饥。

5. 五脏绝证

心绝面赤肩垂，目直视，目回视，掌肿无纹，乱语热闷，口张。一日死。

肝绝面青肿，舌卷囊缩，目视不见人，汗出如雨，好伏眠，四肢无力，泣不止，抽搐眼合。八日死。

脾绝面黄肿，头胀口冷，腹热脐胕肿，泄利无度，污衣不觉，唇皮肉粗，手撒。十一日死。

肺绝面白，口张气直出不收，皮热爪枯，声如鼾。三日死。

肾绝面黑目黄，齿枯发焦，汗不止，腰折齿痛，骨肉相离，目盲遗尿。四日死。

6. 六腑绝证

胆绝眉垂七日死。胃绝腰重脊痛，难后复，五日死。小肠绝发直如麻，汗出不止，六日死。大肠绝泄利无度，利止则死。筋绝手足指甲青，或脱落，呼骂不休，九日死。骨绝腰痛难转，齿落，脉浮无根，十日死。肉绝舌肿，脚肿，身重，大便赤，尿血，六日死。

决生死秘要

7. 辨阴阳表里寒热虚实

口鼻之气粗，疾出疾入者，外感，邪有余；口鼻之气微，徐出徐入者，内伤，正气虚。发热静默默者，邪在表；发热动躁，谵语者，邪已入里。向里睡者阴证；向外睡者阳证。仰卧及伸脚者热证；伏卧及蜷脚者寒证。全覆衣被不露手足者非恶寒，即表证及阴寒；揭去衣被，扬手露足者，非发热，即邪已入腑。或形逸心劳，或形劳心苦，或郁闷伤中，或病脱后，皆耗营气，名为脱营。或先富后贫，忧愁内结，精神丧失，名为失精。暴喜伤气，暴怒伤血。

从面先肿者，阳水；从足先肿者，阴水；若手肿至腕，足肿至跗，面肿至颈，皆气虚不还，死证。

8. 闻声知病

新病小病声不变，久病大病声乃变。寒病无声，热病多语。出言懒怯，先轻后重者虚证。出言雄壮，先重后轻者，外感邪盛。哼哼声蹙眉者头痛。哼声不能行立者，腰腿痛。叫喊用手摸心者脘痛。摇头用手托腮者，唇齿痛。言迟者风。言急者火。声重鼻塞者伤风。声如从瓮中出者，中湿。声音不出而咳者，水寒伤肺。声如破而咳者外寒里热。言而弱，终日乃复言者气虚。衣被不复，言语善恶不避亲疏者，神明乱。

言语迟懒者内伤。气少不足以息者气虚。气喘烦躁谵语者实邪。连声者精气竭。忽然声哑喉痛不肿红，不发热，二便清利者，阴寒。语声细小而长者，头中痛。语言暗暗不透者，心胸病。语声寂寂喜呼者，骨节痛。声如拽锯者死。失音不能言者死。声哑不出，冷厥不回，二便不通者死。病在上焦者吸促。病在下焦者吸迟。病在中焦者，吸数，当下之，虚者死。喘息不止者死。呼吸动摇者死。张口气短呼息者肺痿。

呼吸引胸中气上者咳嗽。行迟者腰腿痛。叹气者闷气。扭身者腰痛。声哑形瘦，喉有菜花疮者，痨病死。声哑者血败久病

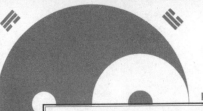

危。暴哑声者风痰伏火或暴怒叫喊。坐而气促者，哮喘痰火，久病危。中年人声浊者痰火。独言独语者，思虑伤神。气促喘急不足以息者虚极。平时无寒热，气短不足以息者痰火。

9. 问诊述要

先问何等人，或男或女或老或幼或婢妾僮仆或室女寡妇。次问得病之日，受病之因，饮食何如，大小便何如，曾服何药，日间何如，夜寐何如，胸膈闷胀否。问之不答，必耳聋。再问其左右，平日何如，不然是病久，或伤汗下致聋。问而懒答或点头皆虚。昏愦不识人非暴厥，即久病。如女人多气结。妇人先问月经如何。寡妇室女尼姑，气血凝滞，两尺脉多滑，不可误断为胎。腹胀痛问新久。问喜食何味何物，或荤或素或茶或酒。喜酸肝虚。喜甘脾弱。头身臂足作痛，问曾生恶疮否，曾服何药否。

10. 孕妇生死

面赤舌下脉青，舌反，身冷者母活子死。面青舌下脉赤者，母死子活。面与舌下脉皆青，或皆白，吐沫者，母子皆死。面黄黑，舌干短者，急刺之，十中救二。舌色润则安。舌色败则死。

欲产之脉沉细而滑，弦紧者生，沉涩者死，浮大者难产。临产左中指节脉跳动产男，右中指节脉跳动产女。

11. 暴病绝脉

脉两动一止者四日死。三动一止者六日死。五动一止者八日死。脉不往来者死。脉伏绝者死。脉或迟或数者死。脉变反关者半年死。

人左乳下，为胃之大络，名虚里穴，以验宗气。若动微者，宗气虚，不动者死。

12. 五实五虚死

脉大，发热，腹胀，大小便闭，昏蒙，五实死。脉虚，恶寒，气少，大小便泻利，饮食不入，五虚死。

（上出《医门补要》）

226

13. "尸臭" 绝证

尸臭：舌卷，囊缩，肝绝也。口不合，脾绝也。肌肉不滑，唇反，胃绝也。发直，齿枯及黑，遗尿，肾绝也。毛焦，面黑，直视，目瞑不见，阴气绝也。目眶陷，目系倾，汗出如珠，阳绝也。病后喘泻，脾脉将绝也。目正圆，痉不治。手撒戴眼，太阳绝也。吐沫，声如鼾睡，面赤，面青黑唇青，人中满唇反，发与眉冲起，爪甲下肉黑，手掌无纹，脐凸，足跗肿，面青，但欲伏眠，目视不见，汗出如油，肝绝，八日死。眉倾青胆绝。手足爪甲青或脱落，呼骂不休，筋绝，八日死。肩息回视，心绝，立死。发直如麻，不得屈伸，自汗不止，小肠绝，六日死。口冷，足肿，腹热胪胀，泄利无时，不觉，脾绝，五日死。背痛肿，身重不可反复，胃绝，五日死。耳干，舌背肿，溺血，大便赤泄，肉绝，九日死。口张，气出不返，肺绝，三日死。泄利无度，大肠绝。齿枯面黑，目黄，腰欲折，自汗，肾绝，四日死。齿黄枯落，骨绝，脉浮无根。（《医学准绳六要》）

（三）察声色形证决生死

凡人五脏六腑，荣卫关窍，宜平生气血顺度，循环无终，是为不病之本。若有缺绝，则祸必来矣。要在临病之时，存神内想，息气内观，心不妄视，著意精察，方能通神明，探幽微，断死决生千无一误。死之征兆，具之于后：

黑色起于耳目鼻上，渐入口者死。赤色见于耳目额上，五日死。黑白色入口鼻目中者，五日死。黑或如马肝色，望则如青，近则如黑色者死。张口如鱼，出气不反者死。循摸衣缝者死。尸臭不可近者死。两目直视者死。肩息者一日死。

面青、人中反者，三日死。面无光牙齿黑者死。面青目黑者

227

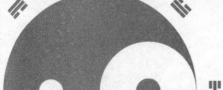

死。面白目黑者十日死。面赤眼黄，即时死。面黑目白者，八日死。面青目黄者，五日死。

眉系倾者，七日死。齿忽黑色者，三十日死。发直者，十五日死。遗尿不觉者，五六日死。唇口乍干黑者死。爪中青黑色者死。头目久痛，卒视不明者死。舌卷卵缩者死。

面黑直视者死。面青目白者死。面黄目白者死。面目俱白者死。面目青黑者死。面青唇黑者死。

发如麻，喜怒不调者死。发眉如冲起者死。面色黑，胁满不能反侧者死。面色苍黑卒肿者死。掌肿无纹，脐肿出，囊茎俱肿者死。手足爪甲肉，黑色者死。汗出不流者死。唇反人中满者死。

阴阳俱绝，目眶陷者死。阳绝阴结，精神恍惚，撮空循衣者死。荣卫耗散，面目浮肿者死。心绝于肾，肩息回盼目直者，一日死。肺绝，则气去不反，口如鱼口者，三日死。骨绝，腰脊痛，肾中重不可反侧，足膝后平者，五日死。肾绝，大便赤涩下血，耳干，脚浮，舌肿者，六日死。又曰，足肿者，六日死。脾绝，口冷足肿胀，泄不觉者，十二日死。筋绝，魂惊虚恐，手足爪甲青，呼骂不休者，八、九日死。肝绝，汗出如水，恐惧不安，伏卧目直面青者，八日死。又曰：即时死。肾绝，齿落面黄者，七日死。又曰：十日死。

（上出《中脏经》）

二、备急治法方药

（一）起死回生急救术

1. 口对口吹气法

呼吸是人的生命存在的征象。当呼吸极度困难甚至停止时，如不及时进行急救，很快就会造成死亡。口对口呼吸法就是用人为的力量帮助患者进行呼吸，最后使其恢复自主呼吸的一种方法。这种方法，实践证明，它是现场抢救呼吸停止最有效、最简便的急救方法。因此，这种方法，是近年来国内外推荐的人工呼吸法。在抢救中只要及时施用，坚持进行，不要半途而废，确能收到起死回生之效。

这种方法，适应于多种原因引起的呼吸停止的急救。如触电、雷击、溺水、埋压伤和窒息（如窑洞窒息、新生儿窒息）等。

判断呼吸停止，其主要依据有：口鼻内没有气体出入；面色发紫或极度苍白；用耳紧贴胸壁，听不到呼吸音；如用手触摸上腹部，摸不到一起一伏的呼吸动作。

操作方法：①病人仰卧。把呼吸停止的病人仰卧，即胸腹朝天。头部放正，尽量后仰，这样，病人的舌头就上提，不会堵住气道。②清除口内异物。迅速用一个手指头伸入病人口内掏一圈，掏尽呕吐物、泥土等。③救护人站在其头部的一侧，自己深吸一口气，口紧对着伤病员的口或鼻。如有条件可隔一薄的手绢或纱布，但不能放太厚的布。当伤病员牙关紧闭时，从鼻孔吹

下篇

气，将气吹入，这就形成了伤病员的吸气。

为使空气不从鼻孔漏出，吹气时可用一手指将其鼻孔捏住；吹气后救护人员嘴立刻离开，将捏住的鼻孔放开，并用一手压其胸部，以助呼气。这样，反复有节律地进行，每分钟约行16～20次左右。一般以吹气后，伤员的胸廓微有隆起为最适宜，过小则效差，过大则损肺。最初的六、七口气要快些，以后，不必太快，只要看到高起的胸膛下落，表示肺内的气已排出，就可以接着吹下一口气。

采用此法急救，不仅操作简单、容易掌握，而且气体交换量大，接近正常人呼吸量，效果确实可靠。同时，采用此法，还能检查实施效果，如呼吸道有阻塞，吹气后胸廓不见起伏，即可采用相应措施，并能随时调节吹气人用力大小。此外，在用此法的同时，还能进行胸外心脏按摩，更是突出优点之一，这是其他人工呼吸所不能媲美的。

附：氧气吸入

氧是一种无色、无味的气体，比重1∶105，它是空气中主要气体之一，是人类生命不可缺少的气体。

在垂危伤员的抢救中，如有氧气设备，可尽量采用。在胸部外伤，肋骨刺伤了肺脏引起呼吸困难，针灸意外偶见气胸；头部外伤时引起呼吸中枢抑制；有害气体中毒（如煤气中毒等）造成的缺氧等情况下，均可采用氧气吸入。

但必须注意，基层医院常用的鼻导管法给氧和漏斗法给氧方法，主要是针对伤病员本身尚有自主呼吸而采用的。如果在呼吸已停止时，用上述两种方法是毫无作用的。

2. 心脏复苏法

呼吸、心跳是人体最重要的两种生命活动。心脏如果停止跳动或处于无效的收缩状态（室颤），血液不能在周身循环，情况极其严重，这时即使坚持人工呼吸，仍属无效。如果用人为的力量，来帮助心脏跳动，维持血液循环，这种方法，称之为心脏按摩，或压心法（又称胸外心脏按摩），因采用方便，故多在现场实施。施用及时，确能挽救生命。

它适用于心脏跳动骤停的现场急救。凡意外损伤如溺水或窒息，电击或雷击，药物中毒或过敏，以及冠心病中的急性心肌梗塞和急性心肌炎等所引起的心脏骤停，均可采用。

判断心脏是不是已经停跳，主要依据是：心音已消失；颈动脉和股动脉的脉跳停止；脸色发紫；瞳仁散大；呼吸消失等。

心跳骤停的有效急救方法，是作压心法。

心脏位于胸骨和脊柱骨中间，挤压胸骨，不仅使夹于两骨间的心脏受挤，而且肺也同时受压，把夹于两肺间的心脏挤瘪时心腔内的血液就被排出，这和心脏自身跳动时，心内排血的原理一样。因此，起了人工心跳的作用。心脏复苏法，具体步骤和操作如下：

（1）心前区拳击法 一旦发现心跳骤停，立即应在患者心前区拳击数次，心跳可能因此而恢复。如无效，应立即行压心法同时配合口对口吹气法，进行抢救。

（2）压心法（即胸外心脏按摩法） 把没有心跳的患者迅速平卧于地上或硬板床上。操作者跪在或立在患者旁边，用一手的掌根部放在患者胸骨下半部，另一手的掌根重叠放在这只手上，再伸直两只胳臂，借体重加压，有节奏地每次压迫胸骨下半部使其下降约4～5厘米（指成年人）即可。按压之后，立即抬手。抬手要快，让胸骨迅速复原，血就从大血管注入心脏。这样一压一松，连续进行。每分钟60～70次。患者如是小儿可以快一点。初生婴儿，每分钟可压100次。

按压时力量要适中。这是急救成败的关键。压得太轻，代替不了心跳，急救等于无效；挤压太重，可使肋骨折断，产生气胸、血胸等并发症，给抢救带来极大困难，应加注意。

下篇

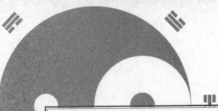

自动心跳未恢复前心脏按摩必须持续进行。

边作压心法，边观察有无效果。如果持续压心仍未能达到应有效果，即未扪及大动脉（如股动脉、颈动脉）搏动和测得血压，可以作心内药物注射。

（3）心内注药 在保证行之有效的人工呼吸、心脏按摩下，于心内注射适量的强心药物，对增强心肌收缩力，改善心脏冠状动脉的血液循环，从而对恢复心脏的跳动，是有相当的帮助的。

操作方法：在胸部左侧，乳头上的一个肋间隙（相当于第四肋间隙），靠胸骨左缘，用长针头垂直刺入约4～5厘米（儿童酌短），抽到回血，一般即已入心室，然后注入0.1%肾上腺素0.5～1.0毫升，或异丙肾上腺素0.5～1.0毫升。注射毕，继续不间断地作人工呼吸和心脏按摩。如仍无反应，则数分钟或十数分钟后，再予上量或半量注射。注射后继续坚持人工呼吸和心脏按摩，必要时根据情况还可重复用药。

应该特别指出的是，在反复作心内注射前后，都必须坚持进行人工呼吸和心脏按摩，而不能单纯依靠反复用药促使心脏复跳。同时，在做心内注射时，每次都必须动作迅速、准确。否则影响抢救效果。

应该提醒一点：现场急救的同时，要立即请医生前来，以争取时机和争取到更完备更有力的抢救措施。

（二）针灸救急

针灸是几千年来中医用于救急的主要手段之一。它的救急作用迅速而又显著，操作简便易行，尤其是指针（即用手指尖（非指甲）掐揉穴位的治疗方法）、艾灸在急救中更是发挥了重要的作用。针灸是中华民族的一项重大医学发明，我们应珍视它、应用它，分述如下。

1. 针刺救急

（1）心跳骤停 多发于冠心病、心功能不全的患者。也多见于重大意外伤中，如电击、溺水等。

针刺可配合在口对口吹气和压心术的施行中。针刺可增强心肌收缩力，调整心律，升高血压，故可酌情采用。

取穴与刺法：取穴：内关（双）、哑门、神门（双）。针内关穴针尖向上，平补平泻。针1～1.5寸深。哑门穴，针尖对其口刺，刺1寸左右深，平补平泻。神门，直刺3～5分深，平补平泻。

（2）休克 治疗休克，除采取综合抢救措施外，针刺可改善症状，应积极配合治疗。部分休克（如青霉素过敏性休克），单用针刺治疗即可收到良效。

取穴及刺法：取穴：人中、涌泉（双）、足三里（双）、耳穴肾上腺（双）。

针法：首先针人中、涌泉，留针30～60分钟，并间歇运针。半小时左右加针足三里，平补平泻，并留针30分钟左右。同时加针耳穴肾上腺。

（3）虚脱 素体不足，加之操劳过度，或大量出汗，剧烈腹泻等原因所引起临床上以面色苍白，冷汗淋漓，四肢厥逆，脉微细为主。

取穴与治法：取足三里（双）、内关（双），针刺1～1.5寸，用补法。取神阙、关元，均用艾峻灸，直灸至汗收、肢温、脉起为度。

（4）晕厥 本症临床特征为突然昏倒，短时间神识欠清，重则四肢逆冷。但病情严重者，也可一厥不复。甚至死亡。常见有气厥、血厥、痰厥。应急处理，一般先用针灸，实证宜刺，虚证针灸结合。

取穴与治法：实证牙关紧闭、四肢强直、面赤气粗。取合谷

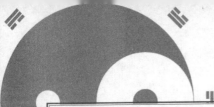

（双）、太冲（双）、人中。先刺合谷、太冲，后刺人中，俱用泻法。

虚证汗出、口开、目合、气息微弱。取百会、足三里（双）、人中。

先刺百会、足三里，用补法，行针10分钟后，再刺人中穴，平补平泻。

（5）昏迷　昏迷可发生于各种疾病的危重阶段（如脑血管意外、中毒等），临床必须积极治疗原发病，针刺可醒脑开窍，减轻昏迷程度，故可做为一项常规抢救措施。

取穴与刺法：取素髎、合谷（双）、十宣，或丰隆（双）、曲池（双）。先取十宣。用三棱针点刺放血。后用针刺素髎、合谷穴，平补平泻。留针30分钟。痰多加丰隆，用泻法，刺1.5寸深。高血压者，加刺曲池，针1.5寸左右，用泻法。

（6）高烧　高烧可见于多种疾病中，除积极治疗原发病外，及时用针刺退热也是十分必要的。且效果甚良。

取穴与用法：取穴：大椎、间使、复溜、十二井穴。刺法：先取十二井穴，用三棱针点刺放血。后刺大椎、复溜、间使，俱用泻法，留针30分钟。

（7）小儿惊厥　救治本病，可用指针法。取合谷（双）、太冲（双）、昆仑（双）、印堂穴。各穴轮番掐揉，直至抽搐停止。并速治原发病。

2. 备急灸法

（1）一切蛇伤　孙真人治一切毒蛇咬法：急于新咬处灸十四壮，则毒不行，如无艾处，只用纸燃热之，极痛，即止。又夏月纳凉露卧，忽有蛇入口挽不出者，用艾灸蛇尾，即出。如无艾火处，用刀或磁片，周匝割蛇尾，截令皮断乃捋之，皮脱，即出。又方，割破蛇尾，入蜀椒三二颗，即出。

（2）治犬咬　岐伯、孙真人治凡犬咬法：即令三姓三人，于所咬伤处，各人灸一炷，即愈。

（3）**鼻衄** 徐文伯治卒然鼻中出血不止（病名鼻衄）：用细索，如左孔衄缚右足，右孔衄缚左足各小指，两孔俱衄，则俱缚两足各小指（如妇人扎脚者缚膝腕），如衄多不止者，握手屈大指，灸骨端上三炷，炷如粟米大。男女同法。

（4）**妇人难生** 张文仲治横产手先出者，诸般符药不效。急灸右脚小指尖（即至阴穴）三炷，炷如绿豆大。如妇人扎脚，先用盐汤洗脚令温，气脉通疏，然后灸，立便顺产。

（5）**小肠气** 孙真人、郑权治卒暴小肠疝气，疼痛欲死法：灸两足大指上各七炷，炷如绿豆大。（此穴即是前葛仙翁、陶隐居，孙真人治魇死穴也）即大敦穴也。

（6）**诸发等证** 葛仙翁，刻石江陵府紫极宫，治发背发肩发髭发鬓发肋，及一切恶肿法，已上数种，随其所发处名之也，其源则一，故灸法亦一本。然数种中，死人速者发背也，其候多起于背胛间，初如粟米大，或痛或痒，色赤或黄，初不以为事，日渐加长，肿突满背，疼痛彻心，数日乃损，人至此，则虽卢扁不能治矣。惟治之于初，皆得全生。其余数种，皆依法早治，百无一死。

凡觉有患，便用大蒜切片如钱厚，（如无蒜用净水和泥捻如钱样用之）贴在疮头上（如疮初生便有孔不可覆其孔），先以绿豆大艾炷灸之，勿令伤肌肉，如蒜焦，更换，待痛稍可忍，即渐改火炷。又可忍，便除蒜灸之，数不拘多少，但灸至不痛即住。每患一个疮，或灸三百壮、五百壮，至一二千壮方得愈者，亦有灸少而便愈者。若患三五个疮，亦须各各依法灸之。灸后不肿不痛则愈者。男女同法。孙真人治石痈，并如此灸之。石痈者，其肿发至坚如石有根，故名之也。灸之石子当碎出，即愈。

按：此系当头隔大蒜灸法，议论互见后竹马灸法中。

（7）**肠痈** 孙真人治肠痈法云：肠痈之证，人多不识，治之

错则杀人。其证小腹重而硬，以手抑之，则小便如淋状，时时汗出而恶寒，一身皮肤皆甲错，腹皮鼓急，甚则转侧闻水声，或绕脐生疮，或脐孔脓出，或大便下脓血，凡有此证，宜速灸两肘尖各百壮，炷如绿豆大，则大便当下脓血而愈。

（8）**疔疮** 黄帝、岐伯、孙真人治疔疮法。疔疮者，其种甚多，初起皆一点突如钉盖子，故名。发于手足头面者，其死更速。惟宜早灸。凡觉有此患，便灸掌后四寸两筋间十四壮。

（9）**附骨疽** 黄帝、岐伯、孙真人治附骨疽，亦如治疔疮法灸之。其附骨疽者，无故附骨而成脓，故名之。多发于四肢大节筋间，虚人及产妇，偏发腿股间。其候先觉痹重或痹痛或只烘烘然肌热，动摇不便，按之应骨酸痛，经日便觉皮肉渐急，洪肿如肥人状，多作贼风风肿治之，因循多致死。凡有此患，宜早灸之，依疔疮图子取穴灸之，男左女右。

（10）**皮肤中毒风** 张文仲、孙真人、姚和众治皮肤中毒风法：毒风之病，其候忽然遍身痛，痒如虫喫，痒极搔之，皮便脱落，烂坏作疮。凡有此患，急灸两臂屈肘曲骨间（即曲池穴也），各二十一壮，男女同法。

（11）**卒暴心痛** 郑权治卒暴心痛，厥逆欲死者，灸掌后三寸两筋间（即间使穴）左右各十四壮。

（12）**转胞小便不通** 葛仙翁、徐文伯治卒胞转，小便不通，烦闷气促欲死者，用盐填脐孔（即神阙穴），大艾炷灸二十一壮，未通更灸，已通即住。

（13）**霍乱** 葛仙翁，治霍乱已死，诸般符药不效者，云此法特异，起死回生，不在方药，大抵理趣精玄，非凡俗所知，急灸两肘尖各十四壮，炷如绿豆大，男女同法。

（14）**霍乱转筋** 孙真人治霍乱转筋，及卒然无故转筋欲死者，灸足两踝尖各三壮，炷如绿豆大。转筋在股内，灸两内踝尖；转筋在股外，灸两外踝尖。踝者，即俗称脚捌子是也。男女同法。

（15）**风牙痛**　葛仙翁、陶隐居治风牙疼不可忍不能食者，灸足外踝尖三炷，炷如绿豆大。患左灸右，患右灸左。男女同法。

（16）**精魅神所淫**　华佗治精魅鬼神所淫，癫邪狂厥，诸般符药不效者，用细索并两手大指缚之，灸三炷。每炷着四处，半在肤上，半在甲上，一处不着则不验。灸之当作鬼神。诘问其略，即解脱之令去，其人遂甦。

（17）**卒忤死法**　扁鹊、孙真人治卒忤死法：（忤死即今人所谓鬼打冲恶尸厥也）急以皂角末，吹入两鼻即活，若经时不活，急灸掌后三寸两筋间（即间使穴），各十四炷。此穴即前穴郑权灸心痛者是也。迄如身冷口噤者，灸人中三炷，炷如粟米大，男女同法。

（18）**溺水**　葛仙翁、孙真人救溺水死，用皂角末吹入谷道中，（皂角无，用石灰）但解开衣服，灸脐孔（即神阙穴）三五十壮，水从谷道中出即活。此法治溺水，经一宿尤可活。孙真人云：冬日落水，冷冻身强直，口眼闭，尚有微气者，用灶灰一斗，锅内炒令暖，以布三五重暖装热灰，熨其心头，灰若冷令即换，熨得心暖气通，目转口开，以温薄粥可稍稍咽，仍依前法灸之即活，若不先熨暖其心，便向火炉逼之，则身中冷气与火气争即死。切戒之。

（19）**自缢**　太仓公、孙真人救自缢死法：凡救自缢者，极须按定其心，勿便截绳，当抱起解之，其心下尚温者，先用皂荚末吹入两鼻，用旧毯一片盖其口鼻，令两人用竹筒极吹两耳即活。又扁鹊法：用梁上细尘少许，入四个竹筒内，令四人各执一个。同时吹两鼻两耳，用力极吹，更灸手足大指横纹中各十炷即活。如妇人扎足者，只灸两手大指上二穴。

（20）**急喉痹**　孙真人、郑权治急喉痹：舌强不能言，须臾

下篇

237

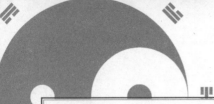

不治即杀人。宜急于两手小指甲后，各灸三炷，炷如绿豆大，男女同法。

（21）治狂犬所咬 孙真人，治狂犬咬法：春末夏初，大多狂猘，其时咬伤人至死者，世皆忽之，不以为事。被其咬的人，则精神失守，发为狂疾，诸般符药治疗，莫过于灸，便于所咬处灸百炷，自后日灸一炷，不可一日阙灸。灸满百日，方得免祸，终身勿食犬肉蚕蛹，食之毒发即死。又特忌初见疮较痛，止，自言平复，此最可畏，大祸即至，死在旦夕。若被咬已经三四日方欲灸者，视疮中有毒血，先刺出血，然后灸。

（上俱出《备急灸法》）

（22）治痈疽骑竹马灸法 用竹片作圈仔，阔二分，顿在疮上，将药填平以艾灸之。第一先从男左女右臂腕中曲横纹起，薄篾一条量过中指肉尽处，指甲不量剪断。第二以男左女右中指层中节肉纹头剪断为一寸，此系同身寸法为则。

先令病人脱去上下衣服以大竹杠一条跨定，两人随徐徐扛起，足要离地五寸许，两傍更以两人扶定毋令摇动不稳，却以前量长篾贴定竹杠竖起，从尾骶骨贴脊量至篾尽处，以笔点记即是，后用同身寸篾取两寸平指，自中穴横量各一寸即是灸穴，可灸三七壮，此二穴专治痈疽、恶疮、发背、瘰疬、诸风，灸之立效。（《秘传针灸全书》）

（三）救急方剂

二　画

八珍汤（《正体类要》）：当归　党参　白芍　白术　茯苓熟地　川芎　炙甘草　生姜　大枣

七气汤（《三因方》名四七汤）：姜半夏　厚朴　茯苓　紫苏
生姜　大枣

十全大补汤（《医学发明》）：当归　川芎　芍药　熟地　人
参　白术　茯苓　甘草　黄芪　肉桂

人参白虎泄热汤（治感染性休克腑实证验方）：人参　知母
黄芩　大黄　甘草

人参养营补心丹（治心房纤颤所致厥逆验方）：人参　麦冬
当归　柏子仁　五味子　枣仁　茯苓　丹参　远志　石菖蒲　生
熟地　炙甘草　琥珀粉（冲服）

人参回阳养营汤（治立位性昏厥验方）：人参　白术　附子
陈皮　黄芪　熟地　芍药　远志　五味子　当归　炙甘草

二地活血汤（治肺性脑病有瘀血者验方）：地龙　地鳖虫
丹参　车前草　郁金　茶叶　麝香　人参　五味子　川芎　桃仁
红花　鸡血藤等，加苏合香丸灌服或鼻饲。

二黄清肝汤（治肝性脑病热重验方）：黄连　大黄　菖蒲
生石决明　茵陈　郁金等，加神犀丹或至宝丹服用

三　　画

干姜附子汤（《伤寒论》）：干姜　附子

大陷胸汤（《伤寒论》）：大黄　芒硝　甘遂

大承气汤（《伤寒论》）：大黄　芒硝　枳实　厚朴

三甲复脉汤（《温病条辨》）：炙甘草　生地　白芍　生牡蛎
阿胶　火麻仁　生鳖甲　生龟板

大定风珠汤（《温病条辨》）：生白芍　阿胶　生龟版　干地
黄　麻仁　五味子　生牡蛎　麦冬　炙甘草　鸡子黄　生鳖甲

小建中汤（《伤寒论》）：桂枝　甘草　白芍　大枣　生姜
饴糖

小柴胡汤（《伤寒论》）：柴胡　半夏　黄芩　人参　生姜

下
篇

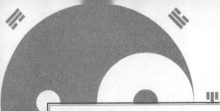

大枣　甘草

　　三物备急丸（《千金方》）：巴豆　大黄　干姜

　　三仁汤（《温病条辨》）：杏仁　蔻仁　薏仁　半夏　厚朴
滑石　白通草　竹叶

　　小陷胸汤（《伤寒论》）：黄连　半夏　全瓜蒌

　　小承气汤（《伤寒论》）：大黄　枳实　芒硝

　　三子二陈汤（验方）：白芥子　炒莱菔子　炒苏子　陈皮
半夏　茯苓　甘草

　　大秦艽汤（《保命集》）：秦艽　石膏　甘草　川芎　当归
芍药　羌活　独活　防风　黄芩　白芷　生地　熟地　白术　茯
苓　细辛

　　三黄泻心汤（《金匮要略》）：大黄　黄芩　黄连

　　小续命汤（《古今录验》）：人参　芍药　川芎　桂枝　麻黄
附片　防风　防己　杏仁　甘草　黄芩

四　　画

　　五味消毒饮（《医宗金鉴》）：金银花　蒲公英　紫花地丁
野菊花　紫背天葵

　　五味消毒三黄汤（治败血症高热方）：黄芩　黄连　栀子
银花藤　紫花地丁　紫背天葵　蒲公英　野菊花

　　五苓散（《伤寒论》）：桂枝　茯苓　白术　泽泻　猪苓

　　王氏连朴饮（《霍乱论》）：黄连　厚朴　石菖蒲　半夏　淡
豆豉　山栀　芦根

　　牛黄承气汤（《温病条辨》）：安宫牛黄丸化开，调入生大黄末

　　六君子汤（《局方》）：人参　白术　茯苓　甘草　陈皮　半
夏　生姜　大枣

　　天王补心丹（《摄生秘剖》）：党参　丹参　玄参　茯苓　桔
梗　远志　五味子　当归　天冬　麦冬　柏子仁　酸枣仁　生地

六味地黄丸（《小儿药证直诀》）：地黄　山萸肉　茯苓　泽泻　丹皮　山药

火焰散（《阴证略例》）：舶上硫黄　附子（去皮生用）　新腊茶各一两，为细末，好酒共煎。

升压汤及稳压汤（治中毒性休克的验方）

升压Ⅰ号（适用于阴脱）：生脉散加银花　公英　白茅根　甘草

升压Ⅱ号（适用于阳脱）：人参　附子　当归　桂枝　细辛　通草

稳压汤（适用于阴阳两脱）：人参　附子　黄精　麦冬　甘草

化浊柔肝汤（治肝性脑病湿重验方）：大腹皮　陈皮　茵陈　茯苓　蔻仁　苡仁　郁金　菖蒲　太子参等，加神犀丹服用

化浊开窍汤（治食物或药物中毒神昏验方）：藿香　佩兰　蔻仁　苡仁　滑石　郁金　厚朴　番泻叶等，加玉枢丹灌服。如热重，改用黄连温胆汤加安宫牛黄丸或至宝丹。如浊阴上逆，呕吐较甚者，改用温脾汤加苏合香丸服用。

止痉汤（治破伤风验方）：羌活　防风　制川乌　制草乌　全虫　蝉退　白附子　天麻　白芷　白僵蚕　胆星　大黄　清半夏　甘草各10克　蜈蚣3条　水煎为450毫升，一日分三次服，每日一剂。另朱砂、琥珀各3克，共细末，分三次随汤药服。

五　　画

四逆汤（《伤寒论》）：甘草　附子　干姜

白虎汤（《伤寒论》）：知母　石膏　粳米　甘草

白虎加人参汤（《伤寒论》）：石膏　知母　粳米　甘草　人参

四逆加人参汤（《伤寒论》）：干姜　附子　甘草　人参

生脉散（《内外伤辨惑论》）：人参　麦冬　五味子

玉露散（《小儿药证直诀》）：寒水石　石膏　生甘草　赤苓

下篇

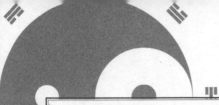

白术散（《小儿药证直诀》）：人参　白术　茯苓　甘草　木香　藿香　葛根　生姜　大枣

龙胆泻肝汤（《医宗金鉴》）：龙胆草　黄芩　栀子　当归　泽泻　木通　车前子　柴胡　生地　甘草

甘露消毒丹（《温热经纬》）：滑石　茵陈　黄芩　石菖蒲　川贝母　木通　藿香　射干　连翘　薄荷　白蔻仁

加减复脉汤（《温病条辨》）：炙甘草　干地黄　白芍　麦冬　阿胶　麻仁

加减承气汤（验方）：大黄　风化硝　枳实　礞石　皂角　猪胆汁　醋

归脾汤（《济生方》）：党参　黄芪　白术　茯神　酸枣仁　元肉　木香　炙甘草　当归　远志　生姜　大枣

左归饮（《景岳全书》）：熟地　山药　山茱萸　茯苓　炙甘草　枸杞子

六　　画

至宝丹（《局方》）：朱砂　麝香　安息香　金银箔　犀角　冰片　牛黄　琥珀　雄黄　玳瑁

安宫牛黄丸（《温病条辨》）：牛黄　郁金　犀角　黄芩　黄连　雄黄　山栀　朱砂　冰片　麝香　珍珠　金箔衣

防风通圣散（《宣明论方》）：防风　大黄　芒硝　荆芥　麻黄　山栀　白芍　连翘　甘草　桔梗　川芎　当归　滑石　石膏　薄荷　黄芩　白术　生姜

地黄饮子（《宣明论》）：山茱萸　麦冬　五味子　石菖蒲　远志　茯苓　肉苁蓉　肉桂　附子　巴戟天　薄荷　生姜　大枣　生地黄

达原饮（《温疫论》）：草果　川朴　黄芩　白芍　甘草　知母　槟榔

导赤散（《小儿药证直诀》）：生地　木通　竹叶　甘草梢

冰硼散（验方）：冰片　硼砂　朱砂　元明粉

血府逐瘀汤（《医林改错》）：桃仁　当归　红花　生地　牛膝　枳壳　赤芍　川芎　桔梗　柴胡　甘草

当归四逆汤（《伤寒论》）：当归　桂枝　芍药　细辛　甘草　通草　大枣

地黄煎（《成方切用》）：地黄汁　知母　葳蕤　瓜蒌根　生姜汁　鲜地骨皮　生麦冬汁　白蜜　石膏　竹沥

行军散（《霍乱论》）：牛黄　麝香　珍珠　冰片　硼砂　雄黄　火硝　金箔

七　　画

苏合香丸（《局方》）：白术　青木香　犀角　香附　朱砂　诃子　檀香　安息香　沉香　麝香　丁香　荜拨　苏合香　香油　熏陆香　冰片

苏子降气汤（《局方》）：苏子　半夏　陈皮　当归　前胡　厚朴　肉桂　甘草　生姜　大枣

补中益气汤（《脾胃论》）：人参　黄芪　白术　陈皮　柴胡　升麻　甘草　当归

附子理中汤（《局方》）：附子　人参　干姜　白术　甘草

补阳还伍汤（《医林改错》）：黄芪　当归尾　赤芍　地龙　川芎　桃仁　红花

连理汤（《张氏医通》）：人参　白术　茯苓　炙甘草　干姜　黄连

连梅汤（《温病条辨》）：黄连　乌梅　生地　麦冬　阿胶

八　　画

泻心汤（《金匮要略》）：大黄　黄连　黄芩

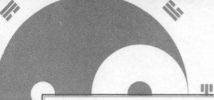

苓桂术甘汤（《金匮要略》）：茯苓　桂枝　白术　甘草

牵正散（《杨氏家藏方》）：白附子　僵蚕　全蝎

泻黄散（《小儿药证直诀》）：栀子　石膏　甘草　藿香　防风

泻青丸（《小儿药证直诀》）：龙胆草　山栀　羌活　防风白芍　甘草　川芎　当归

定痫丸（《医学心悟》）：天麻　贝母　胆星　陈皮　半夏　茯苓　茯神　丹参　麦冬　菖蒲　远志　全蝎　僵蚕　琥珀　辰砂

金匮肾气丸（《金匮要略》）：熟地黄　山萸肉　山药　丹皮茯苓　泽泻　附子　肉桂

金佛草散（《南阳活人书》）：金佛草　前胡　荆芥　细辛半夏　茯苓　甘草　生姜　大枣　（《局方》金佛草散中无细辛、茯苓，有麻黄、赤芍）

青蒿鳖甲汤（《温病条辨》）：青蒿　知母　鳖甲　细生地丹皮

参附汤（《妇人良方》）：人参　熟附子　姜　枣

参附再造丸（《通俗伤寒论》）：人参　附子　桂枝　甘草羌活　防风　黄芪　细辛

炙甘草汤（《伤寒论》）：炙甘草　人参　桂枝　干姜　阿胶地黄　麦冬　火麻仁　大枣

参苓白术散（《局方》）：人参　茯苓　白术　炙草　桔梗山药　白扁豆　莲肉　砂仁　苡仁

治暴喘欲死方（《中脏经》）：大黄30克　牵牛炒60克　蜜水调细末服6克　治上热痰喘极效。

九　　画

茯苓四逆汤（《伤寒论》）：茯苓　附子　干姜　人参　甘草

宣白承气汤（《温病条辨》）：生石膏　生大黄　杏仁粉　瓜蒌皮

胃苓汤（《丹溪心法》）：苍术　厚朴　陈皮　甘草　生姜

大枣　肉桂　白术　泽泻　茯苓　猪苓

　　荆防败毒散（《摄生众妙方》）：荆芥　防风　炙甘草　茯苓　川芎　羌活　独活　柴胡　前胡　枳壳　桔梗

　　枳实导滞丸（《内外伤辨惑论》）：大黄　枳实　神曲　茯苓　黄芩　黄连　白术　泽泻

　　神犀丹（《温热经纬》）：犀角　石菖蒲　黄芩　生地　金银花　金汁　连翘　板蓝根　豆豉　玄参　天花粉　紫草

　　养心汤（《证治准绳》）：黄芪　茯苓　茯神　人参　当归　川芎　半夏曲　炙甘草　柏子仁　酸枣仁　远志　五味子　肉桂

　　冠心苏合丸（验方）：苏合香　檀香　冰片　乳香　朱砂　白蜜

　　茵陈蒿汤（《伤寒论》）：茵陈蒿　山栀　大黄

　　独参汤（《景岳全书》）：人参

　　急救回阳汤（《医林改错》）：党参　附子　干姜　白术　甘草　桃仁　红花

　　顺气四逆散（治神经精神性昏厥验方）：柴胡　枳实　白芍　甘草　当归　茯苓　香附子　乌药

十　画

　　桂枝加附子汤（《伤寒论》）：桂枝　芍药　甘草　生姜　大枣　附子

　　真武汤（《伤寒论》）：茯苓　芍药　生姜　白术　附子

　　桂枝去芍药加蜀漆牡蛎龙骨救逆汤（《伤寒论》）：桂枝　甘草　生姜　大枣　牡蛎　龙骨　蜀漆

　　通脉四逆汤（《伤寒论》）：炙甘草二两　附子一枚　干姜三两

　　桃红四物汤（《医宗金鉴》）：桃仁　红花　当归　地黄　川芎　芍药

　　凉膈散（《局方》）：朴硝　大黄　山栀　连翘　甘草　薄荷

下篇

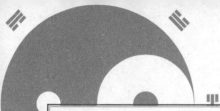

黄芩　蜜

　　柴胡桂枝汤（《伤寒论》）：桂枝　芍药　黄芩　黄连　人参　甘草　半夏　大枣　生姜　柴胡

　　桃仁承气汤（《重订通俗伤寒论》）：桃仁　芒硝　大黄　甘草　蒲黄　五灵脂　犀角　赤芍　丹皮　地黄

　　涤痰汤（《济生方》）：半夏　胆星　桔红　枳实　人参　茯苓　菖蒲　竹茹　甘草　姜　枣

　　资寿解语汤（《沈氏尊生书》）：羌活　防风　竹沥　生姜　肉桂　附子　羚羊角　枣仁　天麻　甘草

　　逍遥散（《局方》）：柴胡　当归　白芍　白术　茯苓　炙甘草　生姜　薄荷

　　益胃汤（《温病条辨》）：沙参　麦冬　生地　玉竹　冰糖

　　桂枝白虎汤（《金匮要略》）：白虎汤加桂枝

　　烧盐方（《医方集解》）：食盐（烧）以热汤调服，以指催吐。

　　真人养脏汤（《证治准绳》）：诃子　米壳　肉豆蔻　人参　白术　甘草　木香　官桂　生姜　大枣

　　瓜蒌薤白桂枝汤（《金匮要略》）：瓜蒌　薤白　桂枝　枳实　厚朴

　　通窍活血汤（《医林改错》）：赤芍　川芎　桃仁　红花　大枣　老葱　鲜姜　麝香　酒

十　一　画

　　理中汤（《伤寒论》）：人参　干姜　甘草　白术

　　清宫汤（《温病条辨》）：玄参心　莲子心　竹叶卷心　连翘心　犀角　连心麦冬

　　黄连阿胶汤（《伤寒论》）：黄连　黄芩　阿胶　白芍　鸡子黄

　　清营汤（《温病条辨》）：犀角　生地　麦门冬　玄参　竹叶

心　丹参　黄连　银花　连翘

黄连解毒汤（《外台秘要》）：黄芩　黄连　黄柏　栀子

黄土汤（《金匮要略》）：灶心黄土　甘草　干地黄　白术　炮附子　阿胶　黄芩

黄龙汤（《伤寒六书》）：大黄　川朴　枳实　芒硝　党参　当归　甘草　桔梗　生姜　大枣

银翘解毒散（《温病条辨》）：金银花　连翘　桔梗　薄荷　甘草　竹叶　荆芥　淡豆豉　牛蒡子　芦根

清燥救肺汤（《医门法律》）：人参　甘草　麻仁　石膏　阿胶　杏仁　麦门冬　枇杷叶

清瘟败毒饮（《疫疹一得》）：生石膏　知母　甘草　犀角　生地黄　赤芍　丹皮　黄连　栀子　黄芩　玄参　连翘　竹叶　桔梗

清骨散（《证治准绳》）：银柴胡　胡黄连　秦艽　鳖甲　地骨皮　青蒿　知母　甘草

菖蒲郁金汤（《温病学讲义》）：鲜石菖蒲　郁金　炒山栀　连翘　菊花　金银花　滑石　竹叶　丹皮　牛蒡子　竹沥　姜汁　玉枢丹

羚羊钩藤汤（《通俗伤寒论》）：羚羊角　钩藤　地黄　白芍　甘草　贝母　茯神　桑叶　菊花　竹茹

十　二　画

紫雪丹（《局方》）：石膏　寒水石　磁石　滑石　犀角屑　羚羊角屑　青木香　沉香　玄参　升麻　甘草　朴硝　硝石　麝香　朱砂　丁香　黄金

黑锡丹（《局方》）：金铃子　葫芦巴　木香　附子　肉豆蔻　破故纸　沉香　茴香　阳起石　肉桂　黑锡　硫黄

葛花解醒汤（《兰室秘藏》）：木香　人参　猪苓　白茯苓

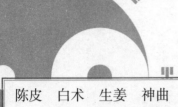

陈皮　白术　生姜　神曲　泽泻　青皮　砂仁　白豆蔻　葛花

　　滋阴降火汤：当归　生地　芍药　川芎　黄柏　知母　元参

　　犀黄丸（《外科全生集》）：犀角　牛黄　麝香　乳香　没药

　　稀涎散（《医方集解》）：皂角　白矾

十三画及以上

　　搐鼻散（《医学心悟》）：细辛　皂角　半夏

　　解语丹（《医学心悟》）：白附子　石菖蒲　远志　天麻　全蝎　羌活　南星　木香　甘草

　　增液承气汤（《温病条辨》）：大黄　芒硝　玄参　生地　麦冬

　　藿香正气散（《局方》）：藿香　白芷　紫苏　甘草　桔梗　陈皮　云苓　白术　川朴　半夏曲　大腹皮　姜　枣

　　礞石滚痰丸（《养生主论》）：青礞石　沉香　大黄　芒硝　黄芩

　　镇肝熄风汤（《医学衷中参西录》）：淮牛膝　龙骨　生白芍　天冬　麦芽　代赭石　牡蛎　玄参　川楝子　茵陈　甘草　龟版

　　赞育丹（《景岳全书》）：熟地　当归　杜仲　巴戟肉　肉苁蓉　淫羊藿　蛇床子　肉桂　白术　枸杞子　仙茅　山茱萸　韭子　附子　或加人参　鹿茸

　　霹雳散（《阴证略例》）：附子　真腊茶　蜜

（四）　救急针剂

1. 退烧针剂

（1）醒脑静注射液　本品系安宫牛黄丸改制而成（每毫升含

生药1克），可供肌肉及静脉注射。肌肉注射每次4毫升，每日1～3次。静脉用药每次10～20毫升，加入等渗葡萄糖注射液500毫升滴入，每日1～2次，对急性呼吸道感染所致之高热退烧效果良好。

(2) 一支黄花注射液 本品每毫升含生药0.2克，每次用药80～100毫升，加入等渗葡萄糖注射液1000～1500毫升内静滴，每日一次，对急性肺部感染性高热，有较好疗效。

(3) 黄蒿素注射液 本品为黄芪蒿或青蒿的提取物，用于胶原性疾病高热，每次200～300毫克肌注，每日两次，有一定退热效果。

(4) 清气解毒针 本品由鱼腥草、败酱草、虎杖、肿节风等药配制而成，每次用本品400～800毫升直接静滴，每日一次，对多种细菌和病毒感染的高热，有较快的退热和控制病情的效果。

(5) 大蒜注射液 每次20～40毫升，加入等渗糖水500毫升内，静滴，每日一次，适用于霉菌感染性高热。

(6) 其他如大青叶注射液、板蓝根注射液、鱼腥草注射液、穿心莲注射液、银黄注射液等，均有一定退热作用。

2. 救逆固脱针剂

(1) 生脉针 以生脉散配制而成，每次40～60毫升，以等量的50%葡萄糖水稀释，静脉注射或滴注，治疗心源性休克及感染性休克有效。

(2) 参麦针 用人参、麦冬等量配制成10%的浓度，每次20～30毫升加入50%葡萄糖注射液等量，静脉注射，每10～30分钟一次，直到血压回升改为静滴，对心源性休克、感染性休克、失血性休克均有效。

(3) 人参针 每次4～10毫升，加入50%葡萄糖注射液20～40毫升静注，每2小时一次，至血压回升为止。（以上三药均适用于热厥、阴脱）

（4）**参附针** 每次10～20毫升，加入50%葡萄糖注射液30～40毫升，静脉推注，1～2次后，用40～80毫升+10%葡萄糖注射液250～500毫升静滴，日二次。

（5）**附子1号注射液（消旋去甲乌头碱）** 每次5毫克+5%～10%葡萄糖注射液250毫升静滴，每日1～2次。

（6）**复方闹羊花注射液（中麻）** 由闹羊花、川芎、草乌、当归等药配成，前次用2毫升+5%～10%葡萄糖注射液100～150毫升中静滴，以后用半量，每日2～3次。

（7）**福寿草总甙（治心源性休克快心率）** 每次0.6～0.8毫克+50%葡萄糖注射液20毫升，静脉缓慢推，每日一次。

（8）**强心灵（治心源性休克快心率）** 每次0.125～0.25毫克+50%葡萄糖注射液20毫升，静脉缓慢推注，每日一次（慢心率心源性休克选附子1号，参附针）。

（9）**枳实针（低血容量休克、阴脱之重者）** 每次0.3～0.5克/公斤体重，加入5%糖水10毫升缓慢静注，每15分钟一次，待血压上升后，改为0.15～0.35克/公斤/次，加入10%葡萄糖注射液100毫升中，静滴，每分钟20～40滴，直至血压稳定，休克纠正后停药。参麦针（或生脉针）加枳实针同用，对过敏性休克、中毒性休克均有效。

3. 开窍醒脑针剂

（1）**50%大黄注射液** 每次40～80毫升，加入10%葡萄糖注射液200～300毫升内静滴，每日1～2次，适用于肝性脑病、尿毒症之神昏。

（2）**醒脑静注射液** 每次10～20毫升溶于等渗葡萄糖注射液500毫升内静滴，适用于温病、肝性脑病、肺性脑病等昏迷。

（3）**清开灵注射液** 本品由安宫牛黄丸改制而成，每次20～40毫升，溶于100～200毫升等渗葡萄糖注射液内静滴，每日1～2次，适用于温病、肝性脑病、肺性脑病等昏迷。

（4）清气解毒针　本品用鱼腥草、败酱草、虎杖、肿节风等配制而成，每次400～800毫升，直接静滴，每日1～2次，适用于温病高热之神昏。

（5）菖蒲郁金注射液　每毫升含菖蒲、郁金各2克，每次2毫升肌注，每日4～6次；或每次10～20毫升，加入10%葡萄糖注射液内静滴，每日一次，本品有较好的开窍作用，一般神昏均可用。

（6）复方丹参针　本品用川芎、丹参、赤芍、红花、降香等组成，每次5～10毫升，溶于5%葡萄糖注射液250～300毫升，每日一次，静滴，适用于脑血管意外之神昏，或有瘀血证的神昏。

（7）清肝注射液　本品由茵陈、栀子、大黄、郁金、毛冬青等配制而成，每次20～40毫升，加入10%葡萄糖注射液200～300毫升，静滴，适用于肝性脑病神昏。

4. 治疗喘促针剂

（1）蟾力苏注射液　每次1毫升，溶于等渗葡萄糖注射液20～40毫升，缓慢注射，每日1～2次，适用于喘促欲脱之证。

（2）山莨菪碱注射液　早期0.1～1毫克/（千克·次），晚期2～4毫克/（千克·次），静脉注射，每5～15分钟重复一次，药后可见瞳孔扩大，视力模糊，心率增快等反应，一般2～3小时即可恢复。

下篇